Basische Ernährung

Eine Einführung in die basische Ernährung und den Säure-Basen-Haushalt. Ursachen, Folgen, Selbsttest und viele Rezepte zum nachmachen.

Andrea Utiz

Inhaltsverzeichnis

1. Vorwort

Mediziner und Therapeuten gehen in letzter Zeit immer mehr dazu über, zu einer basischen Ernährung als Grundlage eines gesunden Lebens zu raten. Dabei erfinden sie das Rad nicht neu, denn schon seit Beginn des 20. Jahrhunderts weiß man, dass eine basenbetonte Ernährung fit, schlank und gesund bis ins hohe Alter hinein macht. Aktuell laufen zudem mehrere Studien, die erforschen, inwieweit basische Ernährung Krankheiten und Alterserscheinungen vorbeugen kann. Wer sich entscheidet, seine Essgewohnheiten umzustellen, wird schnell die positiven Einflüsse auf Körper, aber auch Geist und Seele bemerken. Wie bei jeder Diät und jedem Ernährungskonzept ist jedoch das sogenannte Bauchgefühl entscheidend, denn Essen muss trotz aller gesundheitlichen Aspekte Spaß machen. Eine basenorientierte Ernährungsform ist gesundheitlich unbedenklich, schmeckt, macht satt, lässt keinen Heißhunger aufkommen und ist auch in einen stressigen Alltag gut integrierbar.

Eine basische Ernährung bedeutet, dem Körper vermehrt Antioxidantien zuzuführen. Leider ist eine gesunde Lebensform für die meisten Menschen erst dann ein Thema, wenn sich bereits diverse Krankheiten manifestiert haben. Die sogenannten Zivilisationsleiden wie Diabetes, Magen-Darm-Probleme, Gefäßkrankheiten, Allergien, Gelenkentzündungen, Übergewicht und diverse Autoimmunerkrankungen sind größtenteils auf eine falsche Ernährungsform zurückzuführen. Viele Produkte werden mit der Hilfe von Hochglanzwerbung als gesund verkauft, sind es jedoch nicht. Fastfood und Fertigwaren enthalten Konservierungsstoffe, Farbstoffe, künstliche Aromen und andere, langfristig schädliche Substanzen. Überall lauert versteckter weißer Industriezucker und Lightprodukte sind ohnehin schon als gesundheitsschädigend enttarnt. Wer seine Essgewohnheiten unter die Lupe nimmt, wird schnell feststellen, wie viel industriell aufbereitete Nahrung täglich im Körper landet.

Ein gut geregelter Säure-Basen-Haushalt ist der Schlüssel zu ganzheitlicher Gesundheit. Wer sich basisch ernährt, erhält alle Nährstoffe und kann ohne Reue so richtig genießen, wenn einige Grundregeln beachtet werden. Dieses Buch möchte Wegbegleiter sein und Anfängern den Start in die basische Ernährung ermöglichen. Neben Informationen zu Krankheitsbildern, die durch Übersäuerung entstehen können, wird Hintergrundwissen zu den einzelnen Lebensmitteln vermittelt und Rezeptideen vorgestellt. Ein angenehmer Nebeneffekt ist, dass durch die Ernährungsumstellung überflüssige Pfunde quasi nebenbei verschwinden. Wie bei allem gilt, dass man es auch nicht mit der basischen Ernährung übertreiben sollte. Denn wer Basenpulver in Massen einnimmt und nur noch basische Lebensmittel im Kühlschrank hat, tut seinem Körper auf Dauer auch keinen Gefallen. Es gilt daher, die richtige Balance zu finden und langfristig ⅔ Basisches auf den Speiseplan zu setzen. Basische Ernährung ist dabei keine Religion, die ein oder andere Sünde wie die Sonntagstorte oder das Essen im Restaurant dürfen natürlich nach wie vor sein und sollen es auch. Das Leben ist schließlich zu kurz, um es nicht zu genießen.

2. Der Säure-Basen-Haushalt

2.1. Der pH-Wert

Unter dem Begriff Säure-Basen-Haushalt ist ein körpereigenes, hoch empfindliches System zusammengefasst, das dafür sorgt, den pH-Wert im Blut konstant zu halten. Dafür werden verschiedene Regelmechanismen aufgewendet und Schwankungen mithilfe von Puffern ausgeglichen. Diese Mechanismen sind ständig einsatzbereit, denn bei nahezu jeder Mahlzeit wird der Organismus vor die neue Herausforderung gestellt, ausgleichend zu wirken. Besonders großen Schwankungen unterliegt der Säure-Basen-Haushalt unmittelbar nach dem Essen. Zu den Regulations- und Puffermechanismen gehören verschiedene chemische, aber auch physiologische Vorgänge, darüber hinaus sind Leber, Lunge und Nieren ausgleichend beteiligt. Ziel dabei ist es, ein bestimmtes Milieu zu erhalten, damit alle lebenswichtigen Prozesse optimal ablaufen. Ist diese Balance gestört, reagiert der Körper entsprechend. So liegt der optimale pH-Wert bei 7,4, wobei Schwankungen im Bereich zwischen 7,35 und 7,45 vom Organismus toleriert werden. Wird die Grenze von 7,0 unterschritten, beziehungsweise von 7,8 überschritten, ist die Abweichung vom Normwert zwar gering, doch es kann dann lebensgefährlich werden. Die Angaben des pH-Wertes beziehen sich auf den im Blut gemessenen Wert. Andere Regionen im Körper können andere pH-Werte haben.

Die Skala des pH-Wertes reicht von 1 bis 14, wobei die 7 als neutral gilt. Reines Wasser etwa hätte einen pH-Wert von 7. Unter 7 spricht man von sauer, darüber von basisch. Im Körper verfügt jeder einzelne Bereich über den für ihn passenden pH-Wert. Es ist also ganz normal, wenn im Blut andere Werte als im Dickdarm oder im Dünndarm gemessen werden. Unter dem pH-Wert versteht man den Messwert für den Grad einer basischen, beziehungsweise sauren wässrigen Lösung. Gemessen wird die in dieser Lösung enthaltene Konzentration der Wasserstoffionen. Das ist relativ unkompliziert, denn der Körper besteht zu rund 70 Prozent aus Wasser. Somit läuft nahezu jede Stoffwechselreaktion in einem wässrigen Milieu ab. Der pH-Wert dieser Flüssigkeiten, besonders der Ausscheidungssekrete Speichel und Urin, kann somit gemessen werden. Die Abkürzung pH stammt aus der lateinischen Sprache und steht für "potentia hydrogenii", was übersetzt so viel wie "Konzentration von Wasserstoffionen" bedeutet. Die Säuregrade im Körper auf der Skala von 1 bis 14 werden übrigens auch noch als Säuregrade bezeichnet, wenn sie im basischen Bereich liegen.

Blut befindet sich mit einem Durchschnittswert von pH 7,35 bis 7,45 im basischen Bereich.
Das Bauchspeicheldrüsensekret neutralisiert die im Magen durch die Magensäure bearbeitete Nahrung, damit alle Nähr- und Vitalstoffe später im Dünndarm vom Körper aufgenommen werden können. Der pH-Wert beträgt hier knapp 8.

Der Darm weist einen Wert von mindestens pH 8,0 oder oft sogar darüber aus. Entsteht durch eine gestörte Verdauung ein Prozess von Gärung oder Fäulnis, werden dabei auch Säuren produziert, die das lokale Milieu aus dem Gleichgewicht bringen. Die Folge sind Durchfälle, um sich der Säuren zu entledigen.
Der Speichel ist mit ph 7,0-7,1 im Bereich zwischen neutral und ganz leicht basisch. Ist der Körper stark übersäuert, kann auch der pH-Wert in den sauren Bereich gehen. Es entstehen über kurz oder lang Schäden an den Zähnen.
Leber und Galle bewegen sich mit einem pH von 7,1 im leicht basischen Bereich.
Auch im Bindegewebe herrscht mit Durchschnittswerten von pH 7,08 und 7,29 ein dezent basisches Milieu.
Die Muskeln sind dem sauren Bereich zuzuordnen. Das gilt auch für die Körperzellen. Grund dafür ist die Verbrennung von Nährstoffen rund um die Uhr, wobei Säuren entsteht, oder, um es genauer zu sagen, Kohlensäure. Damit dieses Milieu jedoch nicht kippt, ist es notwendig, dass die Zellen permanent entsäuert werden. Würde zum Beispiel der pH-Wert der Zellen im Herzen, das den wichtigsten Muskel des Körpers darstellt, unter 6,2 sinken, wäre ein Herzstillstand die Folge.
Am sauersten geht es im Körper im Magen zu. Der ph-Wert der Magensäfte beträgt nur zwischen 1,2 und 3,0. Das liegt daran, dass im Magen Salzsäure (HCl) gebildet wird. Die wird benötigt, um mithilfe des Enzyms Pepsin Eiweiße zu verdauen, sehr feste

Bestandteile in der Nahrung zu zerlegen und natürlich um Bakterien, Viren und Keime abzutöten.

Urin kann zwischen einem pH-Wert von 4,8 im sauren Bereich und dem basischen Messwert von 8,0 liegen. Säure im Harn muss nicht unbedingt bedenklich sein, denn das kann auch ein Anzeichen sein, dass sie aus dem Organismus abtransportiert wird.

Gemessen werden kann der pH-Wert im Blut, im Urin oder auf der Haut. Je nach Tageszeit können die Ergebnisse jedoch unterschiedlich ausfallen. Um festzustellen, wie sauer der Organismus ist, gibt es verschiedene Verfahren, die von einem extrem aufwendigen Laborverfahren bis zu Teststreifen für Zuhause reichen. In der Regel genügen die in der Apotheke erhältlichen Sets, um den pH-Wert zuverlässig zu bestimmen. Wenn man Gesundheit anhand des pH-Wertes beschreiben müsste, wäre das ein leicht basisches Milieu. Damit der Stoffwechsel optimal funktioniert, ist das unabdingbar, sowohl innerhalb als auch außerhalb der Körperzellen. Unter Umständen kann sogar eine kleine Störung lebensbedrohlich werden, meist greifen jedoch die sogenannten Puffer, die Abweichungen im pH-Wert nach unten oder oben in den Körperflüssigkeiten korrigieren können. Daneben gibt es auch Krankheiten, die den pH-Wert in den sauren Bereich absinken lassen, was dann als Azidose bezeichnet wird, aber ebenfalls zu basisch werden lassen, wofür der medizinische Fachbegriff Alkalose lautet.

2.2. Die Puffersysteme

Die Wasserstoffionenkonzentration ist für viele lebensnotwendige Prozesse im Körper entscheidend, weshalb der pH-Wert permanent vom Körper ausgeglichen und angepasst werden muss. Ziel ist es, in der jeweiligen Körperregion einen konstanten Spiegel zu halten. Hierfür werden die Puffersysteme gebraucht. Darunter versteht man ein chemisches System, das geringe Mengen an Säuren oder Basen hinzufügen kann, um den pH-Wert auszugleichen. Ein Puffersystem besteht dabei aus einer Base, die positiv geladene Wasserstoffionen aufnehmen kann sowie aus einer Säure, die in der Lage ist, positiv geladene Wasserstoffionen abzugeben. Der wichtigste Puffer im Blutkreislauf ist der sogenannte Bikarbonat-Kohlensäure-Puffer. Das Bikarbonat schlüpft hierbei in die Rolle der Base und die Kohlensäure übernimmt die Säurefunktion. Der Bikarbonat-Spiegel wird dabei über die Niere geregelt, während den Kohlensäuregehalt die Lunge reguliert. Kohlensäure ist dabei in der Lage, sich in Kohlendioxid und Wasser aufzuspalten. Das Wasser wird ganz einfach im Organismus verwertet und das Kohlendioxid über die Lunge ausgeatmet. Dieser Prozess läuft permanent ab. Wird schneller geatmet, bedeutet das eine höhere Abgabe von Kohlendioxid, wird langsam geatmet, bleibt mehr von diesem Gas im Körper zurück. Das erklärt auch die Bedeutung von Sport für die Gesundheit allgemein und den Säure-Basen-Haushalt im Speziellen. Denn Bewegung intensiviert die Atmung, wodurch mehr Säure abgegeben wird. Überflüssige Säure kann auch über die Nieren ausgeschieden werden, doch das geht deutlich langsamer. Sind Lunge oder Nieren krank, können Störungen im Säure-Basen-Haushalt trotzdem noch bis zu einem gewissen Grad ausgeglichen werden, denn der Bikarbonat-Kohlensäure-Puffer ist ein recht flexibles System. Andere Puffer, die für einen ausgeglichenen Säure-Basen-Haushalt sorgen, sind weniger bedeutend als der Bikarbonat-Kohlensäure-Puffer und werden daher aus praktischen Gründen unter dem Begriff Nicht-Bikarbonat-Puffer geführt. Auch sie regulieren, indem eine Ausscheidung über Lunge und Nieren vorgenommen wird. Darunter fallen zum Beispiel der Phosphatpuffer, der Plasmaproteinpuffer und das Hämoglobin.

Störungen im Säure-Basen-Haushalt treten auf, wenn die Puffersysteme nicht mehr reibungslos funktionieren. Es kommt dann entweder zur Über- oder Untersäuerung, wobei unterschiedliche Kategorien auftreten können. Ist die Lunge aufgrund einer Erkrankung wie Asthma bronchiale nicht in der Lage, den Gasaustausch zu gewährleisten und wenig bis kein Kohlendioxid abgeatmet werden kann, wird das als respiratorische Azidose bezeichnet. Von einer respiratorischen Alkalose sprechen die Mediziner hingegen, wenn verstärkt Kohlendioxid ausgeatmet wird. Das kommt bei Hyperventilation vor, aber auch der Höhenkrankheit. Die nicht respiratorische Azidose betrifft das im Blut befindliche chemische Puffersystem, sie entsteht oft im Zusammenhang mit Diabetes, Austrocknung,

Schockzustand, Alkoholismus. Ein anderer Begriff hierfür ist metabolische Azidose. Die metabolische Alkalose ist ein seltenes Krankheitsbild. Sie kann als Folge von sehr lang anhaltendem Erbrechen auftreten, doch meistens schaffen die Puffersysteme eine Kompensation, sobald ein Teil des Systems ausfällt, um den Säure-Basen-Spiegel stabil zu halten.

3. Die Ursachen und Folgen einer Übersäuerung

Wenn der Körper übersäuert ist, dann reichen die vorhandenen Basen nicht mehr aus, um den Säure-Basen-Haushalt stabil zu halten. Zwar sinkt der pH-Wert im Blut nicht unbedingt unter die kritische Schwelle, doch zahlreiche Säuren befinden sich im Organismus, was sehr belastend ist. Im Körper läuft alles auf Hochtouren und es entstehen Kooperationen zwischen Nieren, Lunge, Darm und der Haut, damit alles wieder ins Lot kommt. Besonders die Haut reagiert wahrnehmbar, es kommt zur Ausscheidung von einem säuerlichen Schweiß. Die Knochen sind ebenfalls betroffen, denn aus ihnen lösen sich basische Mineralien, zum Beispiel Kalzium und Phosphate. Kommt der Säure-Basen-Haushalt nicht ins Gleichgewicht, dann wird immer mehr von diesen Mineralstoffen abgebaut und alle Puffersysteme sind überlastet. So kommt es auf Dauer zu sehr schmerzhaften Verhärtungen der Muskeln. Eine ungesunde Lebensweise und Ernährung begünstigen das Entstehen einer Azidose. Wer viel Stress hat, von Ängsten und Sorgen geplagt ist und gerne raucht oder trinkt, gehört zu den Anwärtern auf eine Übersäuerung. Auch der Kaffee trägt entscheidend dazu bei, dass der Mensch sauer wird. Weitere eine Azidose begünstigenden Faktoren sind Bewegungs- und Schlafmangel. Während Stress und Anspannung manchmal nicht zu vermeiden sind, ist die Ernährung jedoch planbar. Wer viele tierische Produkte in Form von Fleisch, Wurst, Milch, Eiern und Käse isst, hat in seinem Leben garantiert schon einmal Beschwerden gehabt, die aus einer Übersäuerung resultieren. Auch Brot und Teigprodukte tragen ihren Anteil an der Übersäuerung bei. Ein großes Problem sind Fertiggerichte und Produkte, die mit künstlichen Aromen und Konservierungsstoffen versehen wurden. Hier werden über die Nahrung zu wenig basenbildende Lebensmittel zugeführt, was zwangsläufig zu einer Übersäuerung des Körpers führen muss.

Vor allem Frauen leiden oft unter einer Übersäuerung, weil sie im Laufe ihres Lebens dem Körper eine Menge Diäten und Fastenkuren zugemutet haben. Wenn Fett abgebaut wird, entstehen Ketosäuren, die dazu beitragen, die Leistungsfähigkeit des Stoffwechsels herunterzuschrauben. Erlebt hat das vermutlich schon jeder, der diätet hat: Nach ein paar Tagen tritt eine sogenannte Krise auf, bei der die Schlankheitskur oft abgebrochen wird. Das liegt daran, dass es dem Körper durch die einseitige Ernährung vieler Diätpläne an basischen Vitalstoffen fehlt. Damit eine Übersäuerung nicht während einer Diät auftritt, muss die Versorgung mit Gemüse und Salat, aber auch Obst, sichergestellt sein. Alternativ können auch basenbildende Nahrungsergänzungsmittel eingenommen werden.

Fängt der Körper erst einmal an zu übersäuern, sind vielen Krankheiten Tür und Tor geöffnet. Schon ganz kleine Abweichungen des pH-Wertes bringen den Organismus aus dem Gleichgewicht und der Transport von Nähr- und Vitalstoffen, Sauerstoff sowie die Weiterleitung von Nervensignalen stockt. Auch Hormone und Enzyme werden auf diese Weise an ihrer Arbeit gehindert. Wird die Übersäuerung chronisch, arbeitet der ganze Körper daran, die Balance wieder herzustellen. Es gibt etliche Symptome, die deutlich machen, dass eine Azidose vorliegt. Ein Symptom kommt dabei nicht alleine, die meisten treten zusammen auf.

Symptom Schwache Knochen

Der Organismus versucht zunächst alles, um einen schwankenden pH-Wert wieder ins Gleichgewicht zu bringen. Was über die Nahrung nicht zugeführt wird, muss dann eben aus anderen Quellen kommen. Basische Mineralien werden dann aus dem Gewebe und Organen abgezogen, damit sich der Säuregehalt im Körper reduziert. Besonders häufig kommt das bei Kalzium vor, das für die Festigkeit der Knochen verantwortlich ist. Ist der Körper gezwungen, aufgrund der Übersäuerung permanent seine Kalziumspeicher zu entleeren, werden die Knochen immer schwächer und schließlich brüchig. Die Folge schwacher Knochen ist Osteoporose. Daneben gibt es einige Symptome dafür, dass eine Übersäuerung vorliegen könnte.

Symptom schlechte Zähne

Kalzium wird ebenfalls von den Zähnen benötigt, um die notwendige Festigkeit zu gewährleisten. Herrscht im Körper eine Übersäuerung, wird sich auch an den Kalziumspeichern der Zähne bedient. Das löst eine fatale Kettenreaktion aus. Der niedrige pH-Wert im Mund sorgt für weniger Mineralien auch im Zahnschmelz. Das sorgt für eine Empfindlichkeit gegenüber kalten, aber auch warmen Getränken. Werden gleichzeitig noch viele zuckerhaltige Lebensmittel gegessen, gibt es im Mund mehr Milchsäurebakterien, was das Risiko für Karies ansteigen lässt. Zahnfleischbluten, das direkt nach dem Putzen der Zähne auftritt, ist ein erstes Warnsignal, das ernst genommen werden sollte.

Symptom Übergewicht

Wenn zu viel Säure in der Körper gelangt, gibt es Probleme, diese wieder alle abzutransportieren. Aus der Not heraus und um sich zu schützen, lagert der Organismus diese Säuren im Fettgewebe zwischen. Dort hängen sich die Säuren an die Fettzellen an und bleiben haften. Als Ergebnis kommt es zu Cellulite, Problemen beim Abnehmen und unschönen Fettansammlungen. Generell funktionieren Diäten bei einer Übersäuerung viel schlechter. Bei der Gewichtsabnahme fallen ohnehin mehr Säuren an, was die im Körper bereits vorhandene Übersäuerung verstärkt. Nervosität, Heißhunger und Reizbarkeit, die häufig während einer Diät auftreten, sind dann ebenfalls intensiver. Kommt es zu starken Gewichtsschwankungen, resultiert das meist ebenfalls aus einer Übersäuerung. Wassereinlagerungen helfen, die überschüssigen Säuren zu verdünnen. Wenn die Waage trotz Verzicht dann nach oben schnellt, ist das ein häufiger Grund, eine Diät wieder abzubrechen.

Symptom Müdigkeit

Ein saures Milieu ist der ideale Nährboden für Pilze Viren und Bakterien. Einmal in den übersäuerten Organismus gelangt, nisten sich die unerwünschten Mikroorganismen im Verdauungstrakt, aber auch im Mundbereich oder anderen Geweben und Organen an. Dort verschaffen sie sich eine sichere Stellung, indem sie dafür sorgen, dass die Fähigkeit des Körpers, Vitamine, Mineralien und andere wichtige Nährstoffe zu absorbieren, abnimmt. Werden nicht genug dieser Nährstoffe aufgenommen, schlägt sich das auf die Produktion von Hormonen und Enzymen nieder. Die wiederum werden gebraucht, um Energie zu liefern. Es kommt in Folge zu geistiger und körperlicher Erschöpfung. Das Immunsystem wird ebenfalls von den Säuren herausgefordert. Da es durch die vermehrten Eindringlinge nur noch mit deren Abwehr beschäftigt ist, kommt es auch hier zu einem Absinken der Vitalparameter, was den Körper anfällig für Krankheiten macht.

Symptom schlechte Haut
Hautprobleme sind fast immer ein Hinweis darauf, dass etwas mit dem pH-Wert nicht stimmt. Als das größte Organ ist die Haut maßgeblich für die Entgiftung verantwortlich. Da die gefährlichen Säuren überall sind, vor allem im Blut, wird auch dieser Lebenssaft anfällig für weitere Bakterien und Giftstoffe. Die Leber und die Haut versuchen, das zu kompensieren und scheiden dadurch mehr Giftstoffe aus. Dieser Prozess zeigt sich im Hautbild auf viele Arten. So können Unreinheiten, Ausschläge, Ekzeme, Allergien und Akne ein Indiz für eine Übersäuerung sein.

Symptom Schleim
Schleim ist eine gute Sache, denn dabei handelt es sich um einen vollkommen natürlichen Abwehrmechanismus im Organismus. Wenn vermehrt Schleim gebildet wird, bedeutet dass, der Körper bietet alles auf, um sich vor zu viel Ansammlung von Säure zu schützen. Denn so können Giftstoffe ganz einfach durch die Nase heraus gespült werden. Eine vermehrte Schleimproduktion, aber auch eine sehr verstopfte Nase können ein Indiz dafür sein, dass der Organismus mit Überlastung durch Säure kämpft. Werden die Schleimansammlungen chronisch, können sie auch in die Lunge gelangen und diese reizen. Probleme mit den Nasennebenhöhlen, der Atmung, Schmerzen in der Brust, aber auch überdurchschnittlicher Husten ist ein Hinweis für das Bestehen einer derartigen Problematik.

Symptom Schmerzen in den Muskeln
Ist der Körper übersäuert, werden weniger Nährstoffe aus dem Blut von der Muskulatur aufgenommen. Damit der Muskelapparat entspannt und geschmeidig bleibt, produziert der Körper die Mineralstoffe Kalzium und Magnesium. Wer schon einmal einen Krampf in den Waden hatte, weiß, dass man diesen bestens mit der Gabe von Magnesium behandeln kann. Ein Vitalstoffmangel in den Muskeln führt dazu, dass sich die Sauerstoff transportierenden Blutkapillaren verkleinern und verengen. Dadurch wird den Muskeln der notwendige Sauerstoff entzogen,

was zu einer Überbeanspruchung führt und sich in starken Muskelkrämpfen, Schmerzen und schwachen und müden Muskeln äußert.

Symptom Schlafstörungen

Durch den niedrigen pH-Wert, der zu der Übersäuerung geführt hat, ist es möglich, dass sich der ganze Körper erschöpft und wie zerschlagen fühlt, aber trotzdem Einschlaf- und Durchschlafstörungen auftreten. Wenn es mit der Nachtruhe nicht klappt, ist es ein eindeutiges Signal dafür, dass Kalzium fehlt. Um gegen die Übersäuerung zu kämpfen, versucht der Körper, das dringend benötigte Mineral aus Knochen und Muskeln zu ziehen, wodurch diese sich verspannen. Es kommt zu einer inneren Unruhe, die den gesunden Nachtschlaf raubt.

Ist der Körper und dabei besonders das Gewebe übersäuert, entstehen typische Symptome nicht sofort. Charakteristisch sind das Auftreten von mehreren eher unspezifischen Beschwerden und Anzeichen, die jedoch kein in sich geschlossenes Krankheitsbild abgeben. So kann es sein, dass jemand, der an Übersäuerung leidet, über allgemeine Müdigkeit, Haarausfall und Muskelschmerzen klagt, ein anderer hat vielleicht Kopfschmerzen, Zahnprobleme und eine vermehrte Infektanfälligkeit. Mediziner sind sich einig darüber, dass eine Azidose das Entstehen verschiedener Erkrankungen begünstigt, aktuell laufen hierzu mehrere Forschungsvorhaben. Im Gespräch sind neben Osteoporose verschiedene allergische Erkrankungen, Migräne, rheumatische Arthritis, Arteriosklerose, Gallensteine, Diabetes, Gicht, Neurodermitis, Nierensteine und Fibromyalgie. Da Säuren die Blutgefäße verstopfen wird ebenfalls ein Zusammenhang mit der Entstehung von Bluthochdruck diskutiert. Auch in den feinen Gefäßen der Netzhaut am Auge können sich die Säuren hervorragend einnisten, was zu einer kontinuierlichen Verschlechterung der Sehstärke führt.

4. Selbsttest: Bin ich übersäuert?

Mit dem folgenden, kurzen Test ist es sehr leicht, herauszufinden, ob der Körper übersäuert ist. Zunächst gilt es, die Faktoren herauszufiltern, die eine Übersäuerung begünstigen. Anschließend werden die Anzeichen für eine Übersäuerung näher betrachtet.

Gründe für eine Übersäuerung

Rauchen Sie regelmäßig Zigaretten oder andere Tabakwaren?
Trinken Sie mehr als zwei Tassen Kaffee pro Tag?
Trinken Sie regelmäßig Alkohol und nicht nur zu besonderen Anlässen?
Ernähren Sie sich fettreich?
Benutzen Sie viel weißen Zucker?
Enthält Ihre Nahrung viele tierische Produkte wie Milch, Eier und Butter vor?
Leiden Sie unter psychischem oder physischem Stress?

Symptome einer Übersäuerung

Sind sie oft müde und antriebslos?
Leiden Sie unter Magenproblemen?
Haben Sie öfter unerklärliche Kopfschmerzen?
Ist Ihr Hautbild unrein?
Leiden Sie unter sehr trockenen Haut?
Haben Sie Verdauungsprobleme?

Wenn nur ein paar dieser Fragen mit "Ja" beantwortet wurden und für die Beschwerden keine weiteren Ursachen gefunden wurden, ist eine Übersäuerung des Körpers sehr wahrscheinlich. In diesem Fall sollte unbedingt schnellstmöglich mit einer basischen Ernährungsweise begonnen werden.

5. Einfluss der Ernährung auf den Säure-Basen-Haushalt

Es gibt verschiedene Ernährungsformen, die darauf ausgelegt sind, die Gesundheit langfristig zu erhalten und zu stärken. Manche Konzepte sorgen nur für die optimale Zufuhr von Vitalstoffen, andere stellen die Gewichtsabnahme in den Vordergrund. Eine ausgewogene menschliche Ernährung enthält eine Mischung aus Kohlenhydraten, Eiweiß und Fetten. Darunter sind zunächst die tierischen Eiweiße aus Fleisch, Eiern und Milchprodukten als Säurebildner zu nennen. Werden diese schwefelhaltigen Aminosäuren verstoffwechselt, kommt es insgesamt zu einer erhöhten Säureproduktion im Körper. Es entstehen Kohlendioxid und Harnstoff, die Folge ist eine vermehrte Ausscheidung über die Nieren. Wer sich eiweißhaltig, zum Beispiel in Form einer Ernährung nach Low Carb, ernährt hat einen höheren Säuregehalt im Urin. Daraus alleine lassen sich jedoch keine Rückschlüsse auf eine Übersäuerung des Körpers machen, denn die Nieren haben durch die Ausscheidung schließlich ihre Aufgabe erfüllt. Bis zu einem gewissen Grad kann ein junger, gesunder Körper mit dieser Mehrbelastung an Eiweiß auch umgehen. Doch der Übergang zu einer Übersäuerung ist stets fließend. Das Thema wird oft gar nicht beachtet, was vor allem daran liegt, dass die Symptome einer Azidose so unspezifisch sind. Daher gilt es, im Sinne einer ganzheitlichen Gesundheit, einer Übersäuerung mit einer entsprechenden Ernährungsweise entgegenzuwirken. Auch wenn bereits Krankheiten aufgetreten sind, die aus einer Azidose resultieren, ist es möglich, mit einer basischen Diät einer weiteren Übersäuerung, und somit einer Verschlimmerung der Symptome, entgegenzuwirken. Es geht darum, durch die Nahrung den Körper zu unterstützen, sich mit dem pH-Wert immer im Gleichgewicht zu befinden. Das bedeutet nun nicht, sich komplett alle tierischen Produkte zu versagen, doch wie bei allem im Leben ist die richtige Balance entscheidend. Der ideale pH-Wert im menschlichen Organismus ist leicht alkalisch und genau das sollte sich auch in der Ernährung spiegeln. Das bedeutet, eine ausgewogene Kost sollte zu rund 75 Prozent basisch sein, zum Beispiel in Form von grünem Gemüse oder Salat. Die übrigen 25 Prozent können aus neutralen oder säurebildenden Lebensmitteln kommen. Um sich

an dieses neue Konzept zu gewöhnen und dem Körper Zeit zur Umstellung zu geben, ist der Einstieg in diese Ernährungsform mit Basenfasten ideal. Über einen Zeitraum von ein bis zwei Wochen hinweg werden zunächst einmal alle säurebildenden Lebensmittel vom Speiseplan verbannt. Basenfasten sorgt dafür, einen übersäuerten Organismus in einen neutralen Zustand umzuwandeln. Davon profitiert auch das Gewicht, denn fällt die Übersäuerung weg, muss der Körper keine neuen Fettzellen mehr bilden, um die Säuren einzulagern. Pendelt sich der pH-Wert auf diese Weise in seinem Idealbereich ein, kommt auch der Körper automatisch über kurz oder lang auf sein persönliches Wohlfühlgewicht. Denn ein ausgeglichener Säure-Basen-Haushalt verhindert Heißhungerattacken und die Lust auf ungesunde Lebensmittel.
Die Einordnung eines Lebensmittels in die Kategorie sauer oder basisch richtet sich nach seinem Verhalten im Körper. Nicht jedes saure Lebensmittel muss zudem gleich schädlich sein, denn es kommt auf die enthaltene Säure an. Ist das überwiegend Kohlensäure, wird diese zum Beispiel schnell abgeatmet. Es ist dabei nicht entscheidend, ob ein Lebensmittel sauer schmeckt. So zählen Zitronen zu den basischen Nahrungsmitteln, da die in ihnen enthaltenen Säuren sehr flüchtig sind und den Körper wieder problemlos verlassen. Schwefel, Chlor und Phosphor zählen zu den sauren Vitalstoffen. So zählen Schwefel- und Phosphorsäuren zu sehr stark wirkenden Säuren, die der Körper nur sehr schwer ausscheiden kann. Milch- und Essigsäuren sind hingegen als mittelstarke Säuren einzustufen. Zwar bleiben sie nach der Verstoffwechselung im Körper zurück, werden jedoch in eine Base transformiert. Die Mineralstoffe Kalium, Kalzium und Magnesium wirken hingegen komplett basisch.

Die Säuren produziert der Körper von alleine. In Bezug auf die Basen ist eine Unterstützung über eine entsprechende Ernährung sinnvoll. Ganz auf saure Lebensmittel zu verzichten, ist jedoch nicht im Sinne einer ausgewogenen Ernährung. Der alte Spruch "Willst du gelten, mach dich selten", kann daher auf säurebildende Lebensmittel angewendet werden. So viel wie nötig, um keinen Frust oder Gelüste zu entwickeln, doch so wenig wie nötig, um den pH-Wert ausgeglichen zu halten, könnte hier die Devise lauten. Die Auswahl der Lebensmittel sollte daher sorgfältig und bewusst

erfolgen:
Je mehr Eiweiß ein Lebensmittel enthält, desto saurer wirkt es. Fleisch, Fisch, Eier, Milchprodukte und Käse sollten daher nur in Maßen genossen werden. Vorsicht ist auch bei manchen Nussarten geboten.

Es kommt bei Lebensmitteln immer darauf an, wie sie verstoffwechselt werden. So enthalten Zitrusfrüchte Säuren, haben jedoch trotzdem eine basische Wirkung. Unter Umständen reagiert die Darmschleimhaut empfindlich auf diese Säuren, wird auf Dauer durchlässiger, sodass die Stoffwechselprodukte ins Blut wandern können. Wer lernt, auf seinen Körper zu hören, wird die entsprechenden Signale richtig deuten können. Denn instinktiv weiss jeder Mensch, was er gut verträgt und was nicht. Im Zweifelsfalle wird das entsprechende Lebensmittel vom Speiseplan gestrichen oder reduziert.
Es ist wichtig, den Körper vor einer Übersäuerung zu schützen, doch ganz ohne die Eiweiße geht es nicht. In einer ausgewogenen Kost sollte daher der Anteil an Säurebildnern 20–25 Prozent betragen. Zu diesen sauren Lebensmitteln zählen: Essig, Joghurt, Kefir, Molke, unreifes Obst, Fruchtsaft, Honig. Fleisch und Fisch sollten immer nur als Beilage genossen werden, Bioqualität ist hier vorzuziehen. Auch die diversen Käsearten gelten als sauer, daher sollten diese ebenfalls entsprechend sparsam eingesetzt werden. Milch und Buttermilch selbst sind hingegen sehr günstig für den Kalziumspiegel und dieses Mineral wirkt bekanntlich basisch.
Im Bereich Mehl und Teigwaren ist eine sorgsame Lebensmittelauswahl ebenfalls unerlässlich. Vollkornprodukte wie Nudeln, Reis und Brot dürfen zwar gegessen werden, sollten jedoch eher in Maßen genossen werden, da sie leicht säurebildend wirken.
Saure Lebensmittel werden immer am besten mit reichlich Basenspendern kombiniert.

6. Was macht ein basisches Lebensmittel aus?

Grundsätzlich zeichnen sich basische Lebensmittel durch einen hohen Gehalt an basisch wirkenden Mineral- und Vitalstoffen aus. Dazu zählen Kalium, Kalzium, Magnesium, aber auch Eisen. Basische Lebensmittel enthalten wenig Cystein und Methionin. Dabei handelt es sich um säurebildende Aminosäuren, werden sie abgebaut, kommt es zur vermehrten Bildung von Schwefelsäure. zu einem Überschuss an diesen Aminosäuren kommt es vor allem nach dem Genuss von übermäßig Eiern, Fisch, Fleisch, aber auch stark verarbeiteten Sojaprodukten wie Sojahackfleisch und anderem Fleischersatz auf Sojabasis. Basische Lebensmittel sorgen dafür, dass der Körper angeregt wird, selbst Basen zu bilden. Das passiert zum Beispiel durch Bitterstoffe. Wenn basische Lebensmittel verstoffwechselt werden, entstehen keine sauren Rückstände, die als Schlacken bezeichnet werden. Zudem sind in dieser Lebensmittelkategorie wertvolle Stoffe wie Antioxidantien, Vitamine, sekundäre Pflanzenstoffe enthalten. Unter sekundären Pflanzenstoffen wird eine Gruppe von bioaktiven Substanzen bezeichnet, die nach ihrer Struktur in Kategorien eingeteilt ist. Als Carotinoide werden die Farbstoffe in rotem und gelbem Gemüse bezeichnet, zum Beispiel in Kürbissen, Möhren, Paprika, aber auch Aprikosen und Tomaten. Besonders viel Carotinoide sind jedoch in grünem Gemüse enthalten, hier hat das Blattgrün Chlorophyll die rot-gelbe Farbe überdeckt. Flavonoide sind in fast allen Obst- und Gemüsesorten enthalten, vor allem jedoch in kräftig roten Arten wie Rosenkohl, Rote Bete, Auberginen, Kirschen und Trauben. Sie machen freie Radikale, bei denen es sich um aggressive Sauerstoffverbindungen im Organismus handelt, unschädlich. Das beugt gemäß Studien der Entstehung von Krebs vor, schützt vor Herzinfarkt und stärkt insgesamt die Abwehrkräfte. Sulfide sind vor allem in Knoblauch, Zwiebeln und Schnittlauch enthalten und sorgen für den charakteristisch scharfen Geschmack. Sie unterstützen die Verdauung und sorgen dafür, dass sich das gefährliche Cholesterin nicht in den Arterien ablagern kann. Sulfide sollen vor Magen- und Dickdarmkrebs schützen. In allen Kohlarten, Kresse, Radieschen und Rettich finden sich Glucosinolate. Sie unterstützen die Entgiftung des Körpers und sorgen dafür, dass sich Mikroorganismen nicht ausbreiten können. Bei der Krebsabwehr sind Glucosinolate ebenso von Bedeutung wie bei der Verhinderung von Magengeschwüren.

Basische Lebensmittel enthalten viel Wasserstoff, was sich positiv auf den körpereigenen Flüssigkeitshaushalt auswirkt. Säuren und Schlacken könne so leicht über die Nieren ausgeschieden werden, was vor allem dann wichtig ist, wenn die tägliche Trinkmenge nicht erreicht wird. Da basische Lebensmittel reich an Vitalstoffen und Antioxidantien sind und zudem die korrekte Zusammensetzung an Fettsäuren aufweisen, wirken sie entzündungshemmend. Forscher haben herausgefunden, dass chronische Entzündungen immer am Entstehen von Krankheiten wie Rheuma, Gicht, Arteriosklerose, Diabetes und diversen Autoimmunerkrankungen beteiligt sind. Über Jahre hinweg unentdeckt, führen diese chronischen Entzündungen dazu, dass im Körper verstärkt Säure gebildet und eingelagert wird. Basische Lebensmittel wirken hier ausgleichend und wie ein Hemmschuh auf die körpereigenen Entzündungsprozesse. Auch für die Darmflora sind Basenspender entscheidend, denn sie fördern den Aufbau der Schleimhäute und sorgen für ein gesundes Gleichgewicht der Darmbakterien. Der Darm zählt zu den wichtigsten Organen überhaupt, herrscht hier ein gesundes Klima, profitiert der ganze Organismus davon. Denn je schneller produzierte Säuren ausgeschieden werden können, umso besser verläuft die Verdauung und Schlacken haben es schwieriger, im Körper zu verbleiben.

7.Was sind säurebildende Lebensmittel?

Säurebildende Lebensmittel sind nicht per se gefährlich oder schlecht, auch schmecken sie nicht automatisch sauer. Mit sauer wird lediglich ihre Wirkung auf den Körper und dabei insbesondere den Säure-Basen-Haushalt bezeichnet. Der Geschmack dieser Lebensmittel, die nur in Maßen genossen werden sollten, variiert von herzhaft bis süss. So ist ein gebratenes Steak ebenso ein saures Lebensmittel wie ein Stück Torte. Sauer bedeutet daher nur, dass bei der Verstoffwechslung des betreffenden Lebensmittels saure Stoffwechselschlacken gebildet werden, die in großer Anzahl langfristig die Gesundheit in Mitleidenschaft ziehen. Tatsächlich können sauer schmeckende Lebensmittel tatsächlich zu den Basenbildnern gehören, das beste Beispiel sind Zitrusfrüchte wie Orangen, Zitronen, Grapefruit und Mandarinen. Trotzdem ist in Bezug auf den Säure-Basen-Haushalt sauer nicht gleich sauer. Denn es gibt Säurebildner, die vermieden werden sollten und solche, die durchaus problemlos mit der richtigen Balance in ausgewogene Mahlzeiten integriert werden können. Säure bildende Lebensmittel, die schlecht sind, haben mehrere Dinge gemeinsam. In ihnen sind sauer wirkende Mineralien enthalten. Ein hoher Gehalt an Spurenelementen wie Schwefel, Jod, Phosphor, Chlor und Fluoriden verrät einen schlechten Säurebilder. Auch die Aminosäuren müssen im Blick gehalten werden. Sind besonders viel Methionin und Cystein in einem Nahrungsmittel enthalten, bildet sich bei übermäßigem Verzehr vermehrt Schwefelsäure im Körper. Schlechte Säurebilder enthalten wenig Bitterstoffe, was sich den Körper nicht anregt, Basen zu bilden und somit die Entsäuerung voranzutreiben. Auch Vitamine, Antioxidantien und sekundäre Pflanzenstoffe sind zu marginal vorhanden, als dass der Organismus sich zu einer Entsäuerung in Eigenregie motivieren könnte. Das größte Problem für den Organismus ist die enorme Menge an Schlacken, die bei der Verstoffwechslung von säurebildenden Lebensmitteln entstehen. Besonders kritisch sind Kaffee, Alkohol, Zucker, aber auch künstliche Lebensmittelzusätze wie Farbstoffe und Konservierungsstoffe. Den schlechten säurebildenden Nahrungsmittel ist gemeinsam, dass sie einen sehr niedrigen Gehalt an Wasser aufweisen. Wird dann noch zu wenig getrunken, kann der Körper nicht mehr genug Energie aufbringen, Säuren und

Schlacken über die Nieren auszuscheiden. Ein Großteil der Schlacken verbleibt im Körper, lagert sich an und trägt Stück für Stück zu einer Übersäuerung bei. Wissenschaftler haben zudem herausgefunden, dass die schlechten Säurebilder einen hohen Anteil an Fettsäuren aufweisen, die eine entzündungsfördernde Wirkung haben. Das startet einen fatalen Kreislauf, denn an den Stellen, an denen sich Entzündungen befinden, werden verstärkt Säuren gebildet. Wenn der Darm überbeansprucht wird, funktioniert auch die Ausscheidung von Säuren nicht, was den Abtransport von Schlacken verhindert. Die in einer geschädigten Darmflora übermäßig vorhandenen Bakterien setzen zudem noch Toxine frei, die ebenfalls ihren Anteil an der Übersäuerung und Verschlackung des Organismus beitragen.
Daneben gibt es auch noch die guten Säurebildner, die sich hervorragend in eine gesunde und nachhaltige Lebensweise integrieren lassen. Dazu zählen die meisten Nussarten, viele Hülsenfrüchte, rohes Kakaopulver, Pseudogetreide wie Amarant, Buchweizen und Quinoa. Der Einfachheit halber sind diese Lebensmittel jedoch in der Tabelle der basischen Lebensmitte aufgeführt, da ihre Verwendung nicht schädlich ist. Auch hochwertige Produkte wie Eier und Fleisch aus ökologischer Landwirtschaft können ab und zu den Speiseplan ergänzen.

8. Die Ernährung: Basisch oder basenüberschüssig?

Eine rein basische Ernährung würde jedes Lebensmittel, auch die guten Säurebilder, von vorneherein ausklammern. Das ist bei einem strengen Basenfasten unter Umständen sinnvoll, da sich der Körper so an die neue Ernährungsform gewöhnen kann und auf diese Weise eine Entgiftung, Darmreinigung, Ausleitung von Schwermetallen oder der Beginn einer Diät, beziehungsweise einer grundlegenden Entsäuerung markiert werden kann. Sobald der Organismus entgiftet, entschlackt und gereinigt ist, spricht nichts dagegen, auch die guten säurebildenden Lebensmittel auf den Speiseplan zu setzen. Denn in diesen stecken auch eine Menge guter Nährstoffe, die Körper und Geist benötigen, um Höchstleistungen zu bringen. Wenn man abseits des reinen Basenfastens von basischer Ernährung spricht, ist damit eher eine basenüberschüssige Ernährung gemeint. Das bedeutet, dass 70 bis 80 Prozent der verwendeten Nahrungsmittel basisch sein sollten und der Rest aus gesunden, säurebildenden Lebensmitteln bestehen sollte. Denn Pseudogetreide, Hülsenfrüchte oder auch Eier und manche Nüsse verfügen über viele Mikronährstoffdichte, was bedeutet, dass dem Körper gar nicht so große Mengen davon zugeführt werden müssen, um optimal versorgt zu sein.
Aller Anfang ist schwer, das gilt auch für die basische oder basenüberschüssige Ernährung. Mit ein paar Tipps klappt die Ernährungsumstellung jedoch dauerhaft und kann ein ganzes Leben lang beibehalten werden:
Herkömmliche Getreideprodukte wie Pasta und Reis werden durch Pseudogetreide wie Buchweizen, Hirse und Quinoa ersetzt. Wenn doch einmal die Lust auf echte Pasta zu groß ist, können glutenfreie Nudel verarbeitet werden. Reis in der Vollkornvariante stellt auch kein Problem dar, sollte aber die Ausnahme und nicht die tägliche Regel sein.
- Als alternative Beilagen zu Reis und Pasta eigenen sich Kartoffeln oder gekochte Maroni (Esskastanien).
- Die Basis eines jeden Gerichtes bilden fortan Gemüse und Salate aller Art. Wann immer es möglich ist, sollten die Gerichte mit Sprossen und Keimlingen ergänzt werden, da diese voller Mikronährstoffe sind.

- Frisch gepresster Zitronensaft oder Apfelessig sollten statt normalem Weinessig für Salatsoßen und Dressings verwendet werden. Wer Joghurtdressings liebt, kann stattdessen weißes Mandelmus verwenden.
- Fette dürfen verwendet werden, doch sollten diese hochwertig sein. Für den Salat eignet sich Lein- und Olivenöl, Kokosöl zum Kochen und Braten. Butter kann ganz einfach durch Olivenbutter ersetzt werden. Hierzu wird ein Schälchen mit nativem Olivenöl gefüllt, etwas gesalzen und anschließend eine Stunde ins Gefrierfach gestellt. Die Olivenbutter sollte sofort verwendet werden. Auch mit Mandelöl lässt sich auf dieselbe Weise eine basische Butter herstellen.
- Bratlinge können aus Nüssen und Samen zubereitet werden, so wird der Fleischkonsum Schritt für Schritt weniger. Wenn es ein Stück Fleisch sein soll, dann am besten wie die Eier in Bioqualität.
- Der Verzicht auf Käse fällt vielen schwer. Von Veganern lassen sich eine Menge Tricks abschauen, so können aus Nüssen und Samen Käse und milchartige Getränke hergestellt werden. Auch Sauercreme und Joghurt sind auf diese Weise machbar. Mandelmilch kann selbst zubereitet werden, doch gibt es sie fertig zu kaufen. Auch damit lässt sich Milch wunderbar ersetzen.
- Statt zuckerhaltiger Kalorienbomben sollten verstärkt Früchte auf den Speiseplan wandern, am besten werden sie morgens bis maximal 14 Uhr verstoffwechselt. Es ist besser, Obst auf leeren Magen zu essen und nicht als Dessert. Die Obstmengen sollten trotzdem überschaubar sein, da Früchte viel Zucker enthalten.
- Grüne Smoothies sollten von nun an fest in den Speiseplan integriert werden.
- Statt kohlensäurehaltigem Mineralwasser ist stilles Wasser empfehlenswert. Kräutertee kann Schwarztee und Kaffee ersetzen.

9. Liste basischer Lebensmittel

Ein gesunder Säure-Basen-Haushalt beginnt schon beim Einkaufen. Die Zutaten der folgenden Liste dürfen ohne Bedenken im Einkaufskorb landen.

Basische Eiweißspender
Molkeneiweiß
Lopino
Lupinenmehl
Sojaeiweiß
Tempeh
Tofu

Gemüse und Pilze
sämtliche Algen wie Nori, Wakame, Hijiki, Chlorella oder Spirulina
Auberginen
Austernpilze
Blumenkohl
Bohnen (grüne)
Boviste
Brokkoli
Champignons
Chicoree
Chinakohl
Egerlinge
Erbsen
Fenchel
Frühlingszwiebel
Grünkohl
Gurken
Karotten
Kartoffeln
Kohlrabi
Kürbisse
Lauch
Mangold
Morcheln

Mu-Err-Pilze
Okraschoten
Paprika
Pastinaken
Petersilienwurzel
Pfifferling
Radicchio
Radieschen
Rettich (weiß und schwarz)
Romanesco
Rote Beete
Rotkohl
Schalotten
Schwarzwurzel
Sellerieknolle
Shiitake
Spinat
Spitzkohl
Staudensellerie
Steinpilze
Süßkartoffeln
Tomaten
Trüffelpilze
Weißkohl
Wirsing
Zucchini

Getränke
Gemüsesaft, frisch gepresst
Hafermilch
Kräutertee
Mandelmilch
Wasser
Sojamilch, ungesüsst

Getreideprodukte
Amaranth
Buchweizen

Chia
Kokosmehl
Dinkel
Hirse
Kamut
Quinoa
Sojamehl

Öle
Avocadoöl
Borretschöl
Kokosnussöl
Leinsamenöl
Mandelöl
Nachtkerzenöl
Olivenöl, natives
Traubenkernöl

Salate und diverse Kräuter
Basilikum
Batavia
Bohnenkraut
Borretsch
Brennnessel
Brunnenkresse
Chinakohl
Chicoree
Chilischoten
Dill
Eichblattsalat
Eisbergsalat
Endivien
Feldsalat
Fenchelsamen
Frisee
Gartenkresse
Ingwer
Kapern

Kardamom
Kerbel
Koriander
Kopfsalat
Kreuzkümmel
Kümmel
Kurkuma
Lattich
Liebstöckel
Löwenzahn
Lollo Rosso

Lollo Biondo
Majoran
Meerrettich
Melde
Melisse
Muskatnuss
Nelken
Oregano
Petersilie
Pfeffer
Pfefferminze
Piment
Portulak
Radicchio
Romanasalat
Rosmarin
Rucola
Safran
Salbei
Sauerampfer
Schnittlauch
Schwarzkümmel
Sellerieblätter
Spinat
Thymian
Vanille
Ysop

Zimt
Zitronenmelisse
Zucchiniblüten

Nüsse und Samen
Kürbiskerne
Mandeln
Mandelmus
Sesamsalz
Mohnsamen
Sesammus (Tahin)
Sesamsalz (Gomasio)
Walnüsse

Sprossen
Alfalfa
Amaranth
Buchweizen
Dinkel
Fenchelsamen
Gerste
Hafer
Hirse
Kichererbsen
Koriandersamen
Kresse
Leinsamen
Linsen
Mungobohnen
Reis
Rosabi
Rotklee
Rucola
Sesam (ungeschält)
Senf
Sojabohnen
Sonnenblumkerne
Weizen

Obst
Äpfel
Ananas
Aprikosen
Avocado
Bananen
Birnen
Clementinen
frische Datteln
Erdbeeren
Feigen
Grapefruits
Heidelbeeren
Himbeeren
Honigmelonen
Johannisbeeren
Kirschen
Kiwis
Limetten
Mandarinen
Mangos
Mirabellen
Nektarinen
Oliven
Orangen
Pampelmusen
Papayas
Pfirsiche
Pflaumen
Preiselbeeren
Quitten
Reineclauden
Rhabarber
Stachelbeeren
Sternfrüchte
Wassermelonen
Weintrauben
Zitronen
Zwetschgen

Sonstiges
Shirataki-Nudeln

Süssungsmittel

Xylit und Erythrit

Stevia

ungekochter Dicksaft aus Trockenfrüchten und Wasser

[h2] 10. Säurebildende Lebensmittel
Die folgenden Lebensmittel sind leicht säurebildend, stellen jedoch kein Problem dar, wenn sie reichlich mit Basenspendern kombiniert werden:

Getreideprodukte & Hülsenfrüchte
Buchweizennudeln
Ohnen rot und weiß, getrocknet
Brauner Reis
Dinkelnudeln
Haferflocken
Limabohnen
Linsen
Mungobohnen
Sobanudeln
Sojabohnen
Vollkornbrot
Vollkornnudeln
Vollkornreis
Wilder Reis

Nüsse
Haselnüsse
Macademianüsse
Pekannüsse

Pinienkerne

Fette & Öle

Sesamöl

Sonnenblumenöl

Walnussöl

Süßungsmittel

Agavendicksaft

Apfeldicksaft

Birnendicksaft

Andere

Apfelessig

Lebensmittel, die starke Säurebildner sind und die wenig bis gar nicht auf den Tisch kommen sollten:

Fette

Butter
Ghee
Maisöl
Margarine

Getränke

Alkoholische Getränke

Bier

Energy Drinks

Fruchtsäfte, abgepackt

Grüner Tee

Kaffee

Kohlensäurehaltige Getränke

Likör

Schwarzer Tee

Softdrinks

Wein

Getreideprodukte

Donuts

Kaffeestückchen

Kekse

Kuchen

Mais-/Speisestärke

Muffins

Weißbrot

Weiße Pasta

Weißer Reis

Weißmehl

Milchprodukte

Buttermilch

Eier

Homogenisierte Milch

Hüttenkäse

Joghurt

Käse

Quark

Sahne

Nüsse

Cashewnüsse

Erdnüsse

Pistazien

Süssigkeiten und Süssungsmittel

Ahornsirup

Backwaren

Eiscreme

Fruktose

Honig

Melasse

Milchzucker

Schokolade

Sirup

Süßstoffe

Weingummi

Zucker, weißer und brauner

Tierisches Eiweiß

Alle Wurstsorten

Alles Geflügel

Kalb

Lamm

Meeresfrüchte

Organfleisch

Rind

Salzwasserfisch

Schwein

Wildfleisch

Verschiedenes

Fast Food

Fertiggerichte

alle Essigsorten ausser Apfelessig

Hefe

Mikrowellengerichte

Obst aus Dosen

Pilze aus Dosen

Ketchup

Mayonnaise

Senf

Sojasauce

11. Der Einstieg in die basische Ernährung: Basenfasten

Um auf basische Ernährung umzusteigen, ist zu Beginn ein Basenfasten ideal. Das ist hoch effektiv, ein Genuss und macht auch noch schlank. Fasten ist in diesem Fall nicht mit einer Hungerkur gleichzusetzen. Denn Basenfasten bedeutet nicht anderes, als säurebildende Lebensmittel vom Speiseplan zu streichen und stattdessen Basenbildner nach Herzenslust zu genießen. Die Dauer des Basenfastens ist in der Regel auf ein bis sechs Wochen beschränkt. So lange braucht es mitunter auch, bis alle Stoffwechselvorgänge reibungslos funktionieren. Das ist jedoch nur der Fall, wenn das Verhältnis von Säuren und Basen im Blut konstant ist. Leber, Nieren und Lunge sorgen dann dafür, dass im Körper der pH-Wert ausbalanciert bleibt. Der Säureüberschuss ist natürlich nicht über Nacht entstanden, sondern ein Resultat der modernen Lebensweise. Wenig Obst und Gemüse, dafür viel Fleisch und Stress sowie mangelnde Bewegung haben ihren Beitrag über Jahre hinweg geleistet, dass der Organismus übersäuert. Um zu vermeiden, dass körpereigene Puffermechanismen den Ansturm der Säuren nicht mehr ausgleichen können und sich der Organismus für die notwendigen Portionen der Mineralien Kalium, Kalzium und Magnesium aus den Knochen bedient, ist Basenfasten das Mittel der Wahl in einen gesünderen Lebensstil.

Basenbildende Lebensmittel wie Gemüse, Obst, Kräuter und Kartoffeln helfen dabei, die Säureflut einzudämmen. Denn sie enthalten dermaßen viele Mineralstoffe, dass überschüssige Säuren schnell abgebaut und entsorgt werden. Die zugeführten Vitamine sind ebenfalls am Kampf gegen die Übersäuerung aktiv beteiligt und helfen beim Aufbau von Enzymen mit. Das macht die Basen so fit, dass sie wieder dabei helfen, Säuren zu binden.

Darmreinigung zum Entgiften

Der Einstieg in das Basenfasten beginnt am besten mit einer Darmreinigung. Hierzu werden 40 Gramm Glaubersalz in einem halben Liter lauwarmem Wasser aufgelöst und Schluckweise getrunken. Wer den doch sehr salzigen Geschmack nicht ertragen kann, gibt etwas Zitronensaft in das Getränk. Ganz Empfindliche können sich auch für einen Einlauf entscheiden, in der Apotheke gibt es hierfür extra abgepackte Klistiere. Die Darmreinigung und das anschließende Basenfasten werden auch als Detox bezeichnet, das die Abkürzung für das englische Wort für Entgiftung, detoxification, ist.

Basenfasten wird in der Regel über einen Zeitraum von 7 bis 14 Tagen durchgeführt. Erlaubt sind während dieser Zeit Obst, Gemüse, Kräutertees und viel Wasser – zwei bis drei Liter pro Tag sollten getrunken werden. Tabu während dieser Entgiftungsphase sind Fleisch, Wurst, Fisch, Milchprodukte, Süßigkeiten, Brot und Teigwaren aller Art, Kaffee und Alkohol.

Der Tagesplan beim Basenfasten
Frühstück
Erlaubt sind Wasser, Tee sowie frisch gepresste Obst- oder Gemüsesäfte und Smoothies. Wer es morgens simpel mag, greift einfach zu frischem Obst. Wenn es morgens doch etwas kompakter sein soll, sorgt ein basisches Müsli mit Obst für einen guten Start in den Tag. Als Basis eignen sich Amarant, Buchweizen, Hirse, Sonnenblumenkerne, Mandeln, Trockenobst, Datteln, Erdmandelflocken, Kastanienflocken. Ein basisches Müsli sättigt, wärmt, schmeckt gut und kurbelt die Verdauung an. Im Gegensatz zu Haferflocken und anderen Getreidearten werden Buchweizen, Hirse, Amarant und Erdmandeln basisch verstoffwechselt, was das Müsli bekömmlicher macht. Das Müsli erlaubt während der Kur Abwechslung ins Frühstück zu bringen, da die Varianten zahlreich sind. Am besten werden Obstsorten der Saison verwendet, Trockenfrüchte wie kleingeschnittene Aprikosen, Pflaumen, Papayas, Datteln oder Feigen setzen geschmackliche Akzente.

Basisches Müsli Grundrezept
Dieses Rezept legt schon beim Frühstück den Grundstein für einen erfolgreichen Fastentag. Das Obst kann abhängig von der Saison variiert werden, am besten ist es ohnehin, das zu verwenden, was gerade Erntezeit hat.

Zutaten
zwei bis drei Stücke Obst, zum Beispiel eine Birne, ein Apfel, zwei

EL Rosinen, vier Datteln, eine Schale Heidelbeeren, eine Banane
einen Spritzer Zitronensaft
ein EL Mandelblättchen oder Kokosflocken, Sonnenblumenkerne, Sesamsaat, Pinienkerne, Pistazien oder Mandelmus
zwei bis drei Erdmandelflocken (Chufas)

Zubereitung

Das Obst wird gewaschen, geschält und in Stücke geschnitten. Danach werden die Obststücke gut miteinander vermischt und mit dem Saft einer halben Zitrone beträufelt. Die Erdmandelflocken dazugeben. Danach je nach Vorliebe die Mandelblättchen, Sesamsaat, Sonnenblumenkern, Mandelmus oder eine andere Zutat untermischen.

Basischer Frühstücksdrink

Wer am Morgen ganz schnell frühstücken oder nicht kauen möchte, kann beim Basenfasten auf frisch gepresste Säfte und Smoothies zurückgreifen. Am schnellsten geht ein Saft aus Äpfeln, Birnen oder auch Zitrusfrüchten wie Orange und Grapefruit. Auch Gemüsesäfte aus Karotte, Spinat, Rote Beete, Sellerie, Petersilie eignen sich. Pfiffig wird es, wenn Obst und Gemüse gemischt werden und ein Saft aus Ananas, Karotte und Apfel oder Orange, Traube und Fenchel genossen wird.
Wichtig beim Basenfasten ist es, die Säfte in langsamem Tempo zu trinken, kleine Schlucke zu nehmen und alles gut einzuspeicheln. Denn das hilft, alle Nährstoffe optimal zu verdauen. Ein Entsafter ist nicht unbedingt notwendig, Smoothies aus ganzen Früchten und Gemüse können auch in einem Mixer zubereitet werden. Beim Mixen der Drinks ist zu beachten, dass Früchte und Blattgemüse nicht mit Wurzelgemüse vermischt werden. Um Ballaststoffe hinzuzufügen, kann ein Esslöffel Erdmandelmehl oder Kokosmehl in den Saft gegeben werden.

Mittagessen

Rohes oder gekochtes Gemüse nach Wahl, Gemüsesuppe oder Gemüsebrühe. Rohkost und Salat können mit einem Dressing aus Öl und Zitrone abgeschmeckt werden. Eine leichte, basische Gemüsesuppe ist ein ideales Mittagessen während des Basenfastens. Die Suppe ist nicht nur blitzschnell gemacht, sondern lässt sich auch gut vorkochen. So kann sie portionsweise an den Arbeitsplatz mitgenommen und dort aufgewärmt werden. Die Mengen können bei Bedarf einfach verdoppelt oder verdreifacht werden.

Basische Gemüsesuppe

Zutaten

250 Gramm Karotten
1 kleine Zucchini
1 Stange Lauch
1 EL natives Olivenöl
1 Liter Gemüsebrühe
Petersilie oder Schnittlauch zum Bestreuen
Salz und Pfeffer nach Belieben

Zubereitung
Die Möhren und den Lauch putzen, die Zucchini gut waschen. Das Gemüse in sehr feine Streifen schneiden. In einem hohen Topf einen Esslöffel Olivenöl erhitzen und das Gemüse kurz darin andünsten. Mit der Gemüsebrühe ablöschen, kurz aufkochen lassen und dann etwa 10 Minuten auf kleiner Flamme köcheln lassen. Wer das Gemüse weicher möchte, lässt die Suppe entsprechend länger auf dem Herd. Die Suppe vor dem Servieren mit Salz und Pfeffer abschmecken, mit den gehackten oder fein geschnittenen Kräutern bestreuen.

Abendessen
Hier können nach Lust und Laune wieder Gemüsesuppe oder Gemüsesuppe gegessen werden. Obst besser nicht, das ist ab dem Nachmittag schwer verdaulich. Grundsätzlich entlastet ein Abendessen vor 18 Uhr die Leber. Wer mag, kann sich als kleinen Nachtisch drei bis vier Mandeln oder Trockenfrüchte gönnen.

Basische Brokkolipfanne

Zutaten

600 Gramm Brokkoli, Tiefkühl oder frisch

1 Liter Gemüsebrühe
1 EL Olivenöl
1 Zitrone
1 Zwiebel
1 Knoblauchzehe
Salz und Pfeffer nach Belieben
Mandel-Blättchen zum Bestreuen

Zubereitung

Den Brokkoli auftauen oder putzen, in der Gemüsebrühe bissfest garen. In der Zwischenzeit die Zwiebel schälen und fein würfeln. Die Mandeln in einer Pfanne ohne Fett leicht anrösten. Den Knoblauch klein hacken und zusammen mit der Zwiebel in Olivenöl in einer Pfanne andünsten. Den Brokkoli abgießen, von der Brühe jedoch etwa 125 Milliliter aufheben. Die Brühe mit Salz, Pfeffer und Zitronensaft abschmecken. Den Brokkoli in die Pfanne geben, mit den Zwiebeln gut vermischen, am Schluss die Brühe über das Gemüse geben. Mit den Mandelblättchen bestreuen.

Basenfasten ist zwar eine ziemlich einfach Angelegenheit, doch wie bei allem lauert die Tücke im Details. Ein paar Punkte zu beachten hilft, die Entschlackungskur effektiver zu machen.

1. Achtung bei Rohkost
Nicht jeder verträgt Rohkost gleich gut. Das gilt vor allem für Menschen mit einem sehr empfindlichen Darm, Lebensmittelunverträglichkeit und Allergien. Wenn sich in den ersten Tagen des Basenfasten herausstellt, dass die Rohkost Verdauungsprobleme bereitet, sollte sie besser vom Speiseplan gestrichen und durch gedünstetes Gemüse ersetzt werden.

2. Obst und Rohkost nur bis zum Mittag

Doch selbst wenn die Rohkost gut vertragen wird, sollte nach dem Mittagessen Schluss damit sein. Das gleiche gilt für Obst. Grund dafür ist die Leber, die ist nämlich ab dem frühen Nachmittag mit ihrer eigenen Entgiftungsarbeit beschäftigt. Besonders in der Nacht läuft der Körper auf Hochtouren, um Giftstoffe loszuwerden. Dieser Prozess sollte nicht erschwert werden, indem schwer verdauliche Rohkost zu spät gegessen wird. Am besten für Entgiftung und Verdauung ist es ohnehin, wenn nach 18 Uhr nichts mehr gegessen wird.

3. So natürlich wie möglich

Am besten für das Basenfasten ist es, wenn das Gemüse noch den nötigen Biss hat, also "al dente" ist. Denn je länger die Vitaminbomben gegart werden, desto mehr Vitalstoffe kommen abhanden. Auch die Zubereitungsart selbst kann viel dazu beitragen, dass der Organismus Gemüse optimal verwerten kann. Um Gemüse zu dämpfen oder zu dünsten, sollte so wenig Wasser wie möglich benutzt werden, ideal ist ein Gemüsedämpfer mit Siebeinsatz.

4. Viel trinken

Trinken fällt den meisten schwer, doch mit der Flüssigkeitszufuhr steht und fällt das Basenfasten. Zweieinhalb bis drei Liter Wasser oder ungesüßten Kräutertee zu trinken gehört von nun an zum Pflichtprogramm. Wer Probleme mit dem Trinken hat, kann sich einen Zeitplan manchen, nach dem ein Glas Wasser getrunken wird und dafür notfalls den Alarm auf dem Handy stellen.

5. Die richtige Balance finden

Basenfasten ist eine gute Gelegenheit, um herauszufinden, wo der persönliche Sättigungspunkt liegt. Denn bei einer gesunden Ernährung ist es weder empfehlenswert, zu viel zu essen, noch zu wenig. Häufig fehlt jedoch heutzutage dieses Gefühl, ohne schlechtes Gewissen satt zu sein. Die Gemüsegerichte eignen sich hervorragend, die individuell passenden Portionen herauszufinden. Auf den Teller kommt eine kleine bis mittlere Portion, anschließend wird jeder Bissen gut durchgekaut und eingespeichelt. Aufgehört wird dann, wenn man sich satt fühlt. Denn das Sättigungsgefühl setzt ohnehin erst ein paar Minuten nach Beendigung der Mahlzeit ein. Wer nur so viel isst, wie wirklich zum satt fühlen benötigt wird, entlastet seinen Stoffwechsel. Die basische Ernährungsweise verlangt dem Körper nämlich einiges an Verdauungsarbeit ab.

6. Gewürze: Weniger ist mehr

Zu scharf, zu pikant - wenn Essen überwürzt ist, kommen die Geschmacksnerven aus dem Konzept, was das Sättigungsgefühl entgleisen lässt. Vor allem Knoblauch ist dafür prädestiniert, auch zu viel Salz irritiert den Körper. Gewürzt werden sollte daher immer nur ganz dezent und alle Mischungen, die Geschmacksverstärker wie Glutamat enthalten, aus dem Küchenschrank verbannt werden. Von frischen Gartenkräutern darf es jedoch immer gerne auch etwas mehr sein.

7. Nicht zu viel mischen

Basenfasten bedeutet, einfach zu essen. Weniger ist mehr, das gilt auch für die in einer Mahlzeit verwendeten Gemüse- oder Obstsorten. Mehr wie vier verschiedene Sorten sollten sich jeweils nicht auf dem Teller tummeln.

8. Reifes Obst bevorzugen

Unreife Früchte können Magenschmerzen und unangenehme Blähungen verursachen. Daher ist reifes Obst immer zu bevorzugen. Auf dem Speiseplan sollte Gemüse während des Basenfastens dominieren, ideal ist ein Verhältnis von Gemüse zu Obst von 80:20. Obst sollte nur am Vormittag gegessen werden, da es viel Fruchtzucker und Wasser enthält, was es schnell das Verdauungssystem passieren lässt. Befindet sich im Darm noch Gemüse, das gerade verdaut wird, kommt es beim Aufeinandertreffen der beiden Lebensmittelgruppen zur Gasbildung und somit zu Blähungen.

9. Gut kauen

Blähungen können sich auch vermeiden lassen, wenn die Nahrung ordentlich durchgekaut wird. Es mag am Anfang schwerfallen, jeden Bissen rund dreißigmal zu kauen, bevor er heruntergeschluckt wird, doch auf diese Weise wird das Essen vorverdaut und dem Darm die Verstoffwechselung und Verdauung erleichtert.

10. Auf den Bauch hören

Es gibt viele Ernährungskonzepte, die bis ins Detail vorschreiben, wie gegessen werden soll. Wenn die Kost jedoch nicht zum persönlichen Geschmack passt, ist ein Rückfall in alte Essensgewohnheiten vorprogrammiert. Essen muss Spaß machen und wenn jemandem Broccoli partout nicht schmeckt, dann wird das Gericht eben durch etwas anderes ersetzt. Widerwillen gegen ein Lebensmittel erzeugt nur Stress, der schlägt sich auf die Motivation, was schlussendlich das Durchhalten beim Basenfasten erschwert.

12. Basenpulver und Basenbad – was dem Körper wirklich hilft

Nahrungsergänzungsmittel sind beliebt wie nie zuvor. Auch Basenpulver erfreuen sich immer größerer Nachfrage. In der Tat klingt es verlockend, die Müdigkeit, Schlappheit und die Kopfschmerzen einfach so mit einem Pulver wegzuzaubern, vor allem, weil die Schulmediziner dem Gedanken einer Übersäuerung des Körpers, die für zahlreiche Krankheitsbilder verantwortlich ist, immer noch skeptisch gegenüberstehen. Wenn überhaupt, werden Medikamente verschrieben, die Symptome zwar kurzzeitig unterdrücken, doch langfristig keinen Sinn haben, da die Ursachen nicht eliminiert werden. Basenpulver soll gegen alle Beschwerden, die im Zusammenhang mit einer Übersäuerung des Organismus stehen, helfen. Kurzfristig können diese Pulver in der Tat einen Effekt haben und für ein gesteigertes Wohlbefinden sorgen, aber zum Beispiel auch dafür, dass bei einer Diät schneller die Kilos purzeln. Wenn jedoch keine Umstellung der Ernährung erfolgt, wird das zugrundeliegende Problem der Übersäuerung nicht behoben. Um den Körper wirklich auf Vordermann zu bringen, empfiehlt sich daher zunächst, Basenfasten durchzuführen und dann die Ernährung auf basisch umzustellen. Es gibt jedoch auch Stimmen, die dazu raten, das Basenpulver zu Beginn des Basenfastens einzuführen, um den Körper zu entlasten, da Nikotin, Alkohol, Kaffee und Fastfood oft eine verheerende Säureflut zurückgelassen haben.

Basenpulver gibt es mittlerweile von vielen Anbietern. Billige Produkte aus dem Drogeriemarkt sind meist mit anderen Stoffen gestreckt, aber auch teure Produkte weisen Verunreinigungen auf und überschreiten manchmal auch die höchste zulässige Konzentration an Mineralstoffen. Bei Öko-Test kamen die meisten Basenpulver nur mit den Noten "mangelhaft" und sogar "ungenügend" weg. Chemische und synthetische Pulver schaden dem Organismus mehr als sie ihm nutzen. Wenn zu Basenpulver gegriffen wird, dann nur zu einem natürlichen Produkt. Grundsätzlich nutzt jedoch selbst das beste Basenpulver nichts, wenn das Präparat eingenommen wird, gleichzeitig aber weiter geraucht und Kaffee und Alkohol getrunken wird.

Ganz anders sieht das mit dem Basenbad aus, Diese Anwendung kann die Entschlackungskur und die Ernährungsumstellung maßgeblich unterstützen. Das Basenbad beeinflusst den Säure-Basen-Haushalt im menschlichen Organismus auf sanfte Art und Weise und verhilft quasi nebenbei auch noch zu einem jüngeren, strahlenden Hautbild. Das saure Milieu auf der Hautoberfläche wird durch ein Basenbad neutralisiert, was bedeutet, dass der pH-Wert wieder ins Gleichgewicht gebracht wird. Wenn während des Basenbades zusätzlich eine Massage durchgeführt wird, erfolgt eine bessere Durchblutung des Bindegewebes. Basenbäder können als Wannenband oder als Fußbad angewendet werden. Gebadet wird in einem Wasser, das einen pH-Wert im basischen Bereich aufweist. Hierfür stehen auf dem Markt diverse Badezusätze zur Verfügung. Das ist jedoch auch günstiger möglich, denn ein Basenbad ist schnell selbst gemacht.

Für ein basisches Bad werden ganz einfach 100 Gramm haushaltsübliches Natron in ein Wannenband von 37 Grad Wassertemperatur gegeben. Um den Wohlfühlfaktor zu erhöhen, kann dem Badewasser auch noch naturreines ätherisches Öl hinzugefügt werden. Am besten eignen sich fünf bis zehn Tropfen Sandelholz, Salbei oder Teebaum. Sobald sich der Körper im Wasser befindet, startet die sogenannte Badeosmose. Bei diesem Prozess werden die unter der Haut liegenden Säuren herausgezogen. Das Bedeutet, der pH-Wert des Badewassers und der Haut nähern sich Schritt für Schritt an. Dahinter steckt ein einfaches chemisches Prinzip. Denn die Osmose besagt, dass sich auf beiden Seiten einer durchlässigen Membran die Werte jeweils angleichen. Bis es soweit ist, dauert es jedoch ein bisschen, daher sollte ein Basenbad mindestens 45 Minuten bis eine Stunde dauern, damit vom osmotischen Effekt profitiert werden kann. Doch das Basenbad kann noch mehr:

- Sorgt für schöne Haut: Im Bindegewebe lagern sich besonders gerne die unerwünschten Schlacken an, was die Entstehung von Cellulitis und Falten fördert. Wenn mindestens zweimal in der Woche ein Basenbad durchgeführt wird, verbessert und verjüngt sich das Hautbild nachhaltig.
- Gegen Körpergeruch: Die Übersäuerung des Körpers sorgt für unangenehme Gerüche. Das liegt vermutlich daran, dass die

Nieren mit dem Übermaß an Säuren nicht mehr fertig werden und sie deshlab verstärkt über die Haut ausgeschieden werden. Ein Basenbad neutralisiert diesen charakteristischen Geruch, da es nicht nur Säurerückstände abspült, sondern auch darunter liegende Gewebsschichten entsäuert.
- Baut Giftstoffe ab: Der osmotische Austausch bewirkt auch, dass die Säuren aus dem Inneren des Körpers gespült werden. Denn indem die Säuren von der Oberfläche der Haut verschwinden, ist der Weg für die Schlacken aus dem Bindegewebe nachströmen.
- Gegen Schlafstörungen: Das Basenbad ist nicht nur eine Wohltat für den Körper, sondern auch für die Seele. Wenn der Körper nicht mehr ständig nur mit Säuren verstoffwechseln und ausscheiden beschäftigt ist, kann Ruhe im gesamten Organismus entstehen. Das macht sich durch eine ungestörte Nachtruhe bemerkbar.
- Gegen Stress: Der osmotische Ausgleich sorgt dafür, dass auch die Psyche ins Gleichgewicht kommt. Das macht es leichter, mit alltäglichen Situationen umgehen, in denen erhöhtes Stressaufkommen herrscht. Zudem hilft die Wärme des Wassers dabei, sich zu entspannen und die berufliche und private Hektik hinter sich zu lassen.

Basenbäder sollten unbedingt in die Ernährungsumstellung mit integriert werden, da sie den neuen Lebensstil wunderbar ergänzen und zudem herrlich entspannend wirken. Wer keine Badewanne hat, muss auf dieses wohltuende Wirkung nicht verzichten. Als Fußbad durchgeführt, ist das Basenbad nämlich genauso effektiv.

13. Rezepte – basisch Kochen für jeden Tag

Die basische Ernährung lässt sich so gut wie mit jedem Ernährungskonzept verbinden. Vegetarisch, vegan, ohne Fleisch, Low carb, Rohkost – alles geht mit der richtigen Kombination der Lebensmittel. Wer seine Kohlenhydrate reduziert, kommt bei der basischen Ernährung sogar voll auf seine Kosten, denn Back- und Teigwaren gehören zu den schlechten Säurebildern, was bei einer basischen Ernährung ohnehin vom Speiseplan gestrichen wird. Die verbleibenden 20 Prozent könne bei Low Carb mit Fleisch aus ökologischer Landwirtschaft oder diversen Nüssen und Hülsenfrüchten gedeckt werden. Veganer finden sich in der basischen Ernährung am leichtesten zurecht. Sie müssen lediglich Teigwaren und Produkte aus Mehl reduzieren. In der Regel wird das Essen gekocht verzehrt, doch ist es natürlich auch möglich, Rohkost ins das basische Mittagessen zu integrieren. Für Berufstätige ist das Mittagessen oft eine Herausforderung., denn in der Kantine und den Bistros locken fettige Gerichte mit säurebildenden Zutaten en masse. Nicht jeder kann sich von zu Hause seine Portion mitbringen, doch wenn das möglich ist, sind basische Suppen die idealen Begleiter für ein schnelles Mittagessen. Ansonsten können klein geschnittenes Obst und Gemüse mitgebracht werden, auch ein Salat kann gut vorbereitet werden und in einer Tupperschüssel mitgebracht werden.

14. Guter Start in den Tag- warum das basische Frühstück so wichtig ist

Das Frühstück ist die wichtigste Mahlzeit des Tages, denn es gibt Kraft und Energie für die Anforderungen des Tages. Zwingen müssen sich Frühstücksmuffel trotzdem nicht, am Morgen etwas zu essen. Denn wer nicht frühstücken mag, der lässt es ganz einfach sein und isst dann eben später. Es gibt genug Zeitgenossen, die am Morgen gerade einmal ein Glas Leitungswasser trinken und bis weit in den Mittag hinein fit und konzentriert bei der Sache sind. Denn es gibt auch Menschen, die nach einem Frühstück so geschafft sind, dass sie für rein gar nichts mehr zu gebrauchen sind. Wieder anderen sagt die gängige Frühstücksauswahl überhaupt nicht zu, weshalb sie dann einfach ohne Mahlzeit das Haus verlassen. Vor allem für die letzte Gruppe könnte ein basisches Frühstück eine Option sein, ihre Frühstücksgewohnheiten nachhaltig zu ändern. Ein normales Frühstück mit Wurst, Käse, Eiern, Brötchen und Marmelade macht dem Organismus am Vormittag schwer zu schaffen. Denn der ist noch vollends damit beschäftigt, die Stoffwechselrückstände der nächtlichen Entgiftungs- und Verdauungsarbeit zu beseitigen. Ein basisches Frühstück hingegen unterstützt diese Aufräumarbeiten. Da es so viele unterschiedliche Frühstücksvarianten gibt, findet beim basischen Frühstück garantiert jeder seinen Favoriten. Es fehlen jedoch die Frühstücksklassiker:
Kaffee
Tee
Milchprodukte
Backwaren
Eier
Wurst
Marmelade
Schokoaufstrich
Cornflakes
Fertigmüsli

Wer sich dauerhaft basisch ernähren möchte, dem sei die Anschaffung von ein paar Küchenhelfern ans Herz gelegt, die viel Zeit und Arbeit sparen. Die Benutzung der Geräte ist natürlich nicht nur auf das Frühstück beschränkt.

Entsafter
Dörrgerät
Standmixer

Das basische Saftfrühstück

Viele möchten am Morgen nicht lange in der Küche hantieren. Wer bislang gar nicht gefrühstückt hat und das gerne ändern möchte, ist gut damit beraten, seine Gewohnheiten mit einem Saft langsam aber stetig zu ändern. Im Grunde gibt es eigentlich nichts, aus dem sich nicht ein Frühstückssaft zaubern ließe, Puristen trinken einen reinen Gemüsesaft aus Karotte, Rote Beete, Sellerie, Spinat oder Petersilie, andere bevorzugen Obstsäfte. Eine sehr schmackhafte Möglichkeit ist es auch, Obst und Gemüse zu mischen:

Basischer Frühstücksdrink mit Ingwer

Zutaten
3 Orangen
1 Apfel
2 Karotten
1 Stück Ingwer, etwa 3 cm lang
Zubereitung
Die Orangen und den Ingwer schälen, die Möhren putzen und mit dem Apfel in den Entsafter geben. In ein Glas einfüllen und genießen.

Basischer Karotten Grapefruit-Saft
Zutaten
2 Karotten
1 Grapefruit
100 ml Wasser
2–3 Minzblätter

Zubereitung

Die Karotten putzen und die Grapefruit schälen, beides in den Entsafter geben und pressen. Den fertigen Saft in ein Glas geben und mit dem Wasser aufgießen. Anschließend die Minzblättchen hinzugeben.

Basischer Energie-Smoothie

Zutaten
1 Avocado
1 Grapefruit
1 kleine Salatgurke
1 Stange Sellerie
1 Handvoll glatte Petersilie
2 Handvoll junge Spinatblätter
etwa zehn Eiswürfel
Stevia oder Fruchtdicksaft

Zubereitung
Die Avocado und die Grapefruit schälen, die Selleriestange klein schneiden. Alle Zutaten bis auf die Eiswürfel zusammen in den Standmixer geben, bis die Konsistenz schön sämig ist und keine Gemüsestücke oder Petersilienstiele mehr zu sehen sind. Jetzt die Eiswürfel hinzugeben und noch einmal mixen. Wer den Smoothie besonders dick möchte, kann noch mehr Eiswürfel hinzugeben. Den Smoothie anschließend mit Stevia oder Fruchtdicksaft abschmecken und servieren.
Spinat Smoothie
Zutaten
Eine Handvoll Spinat
3 reife Bananen
50 ml Mandelmilch
20 ml Wasser
40 g Beeren der Saison
30 g Mandelblättchen
Zubereitung
Alle Zutaten in den Standmixer geben und schön cremig rühren.

Wer morgens nur Saft trinkt, sollte daran denken, kleine Schlucke zu sich zu nehmen und alles einzuspeicheln, da dies eine optimale Verdauung unterstützt. Neben dem Entsafter kann natürlich auch ein Standmixer benutzt werden, der jedoch leistungsfähig sein muss, vor allem, wenn recht harte Zutaten verarbeitet werden.

Dem Frühstückssaft oder Smoothie lässt sich ganz leicht ein Extrakick an Ballaststoffen geben, indem ein Löffel Erdmandelmehl (Chufas) oder Kokosmehl eingerührt wird. Auch Grassäfte eigenen sich wunderbar für die basische Ernährung, denn in Weizengras oder Gerstengras stecken unglaublich viele Mikronährstoffe, Antioxidantien, sekundäre Pflanzenstoffe und Chlorophyll also alles, was der Körper braucht, um Basen zu bilden. Gräser können zu Hause in speziellen Anzuchtgläsern gezogen werden. Anschließend werden die jungen, grünen Halme geerntet, wenn sie eine Höhe von etwa 15 cm erreicht haben. Gräser lassen sich mit eine speziellen Entsafter oder einem Hochleistungsmixer entsaften. Weizen- oder Gerstengrassaft ergänzt jeden Frucht- oder Gemüsesmoothie. Pur schmeckt der Grassaft sehr gewöhnungsbedürftig. Um in den genuss der Vitalstoffe zu kommen, reicht es aus, etwa 50 ml einem anderen Saft oder Smoothie beizumengen. Wer keine Lust hat, daheim Gräser zu ziehen, kann auch auf Graspulver aus biologischem Anbau zurückgreifen. Ein spezielles Herstellungsverfahren sorgt dafür, dass alle Nährstoffe erhalten bleiben. Mit etwas Saft oder Wasser in einen Schüttelbecher gegeben, verwandelt sich das Pulver in die Basis für einen leckeren Frühstücksdrink.

Neben Weizen- oder Gerstengrassaft gibt es noch mehr Superfoods, mit denen einen basisches Frühstück bereichert werden kann. Dazu zählen vor allem diverse Algenarten wie Chlorella, Spirulina und die Afa-Alge. Spirulina& Co. sind in pulverisierter Form erhältlich und bereichern am Morgen ebenfalls die Frühstückssäfte und Smoothies. Manchmal hat man einen erhöhten Proteinbedarf. Hier kann pulverisiertes Eiweiß gute Dienste leisten. Um die Übersäuerung des Körpers jedoch nicht zu unterstützen, sollte das Protein nicht aus tierischer Quelle stammen. Es stehen mittlerweile mehrere Sorten hochwertiges Pflanzeneiweiß zur Verfügung, das aus Soja, Erbsen oder Lupinen gewonnen wird. In der basischen Ernährung ist Lupineneiweiß der Vorzug zu geben. Mit natürlichem Vanillearoma und Mandelmilch zusammen, ist so schnell ein Powershake gemixt, der für einen ordentlichen Energieschub am frühen Morgen sorgt, aber auch ideal nach dem Sport ist, um den Muskelaufbau zu unterstützen. Mandelmilch ist ohnehin der perfekte Milchersatz in der basischen Ernährung. Wer möchte, kann damit am Morgen auch einen Bananenshake mit einer reifen Banane und etwas Fruchtdicksaft mixen. Zum absoluten Powermix gerät das Getränk, wenn zusätzlich noch ein Esslöffel Maca hinzugefügt wird. Das aus der Macapflanze gewonnene Pulver gilt als traditionelles Stärkungsmittel der Inkas und unterstützt das Immunsystem und gibt dem Körper schnelle Energie und somit einen guten Start in den Tag.

Wenn es beim Frühstück etwas mehr sein darf

Früchte müssen nicht zwingend als Saft gepresst werden, um ein hervorragendes Frühstück abzugeben. Natürlich kann Obst am Morgen schnell aus der Hand gegessen werden, doch auch eine Fruchtcreme oder ein Obstsalat passt hervorragend in einen basenorientierten Ernährungsstil. Am besten ist es, wenn säuerliche Früchte mit süßen kombiniert werden:

Basische Frühstückscreme

Zutaten

1 reife Banane
1 Schälchen rote Johannisbeeren
2 entsteinte Datteln
1 Messerspitze Bio-Vanillearoma

Zubereitung

Alle Zutaten in den Mixer geben, bis eine sämige Creme entsteht.

Basischer Obstsalat

ein Schälchen Erdbeeren oder Himbeeren
Obst nach Wahl
zwei Datteln
eine Messerspitze Bio-Vanillearoma
Zimt

Das ausgewählte Obst waschen, schälen und in mundgerechte Stücke schneiden. Im Stabmixer die Beeren mit den Datteln zu einer Sauce pürieren und mit Bio-Vanillearoma abschmecken. Die Sauce über das Obst geben und mit etwas Zimt bestreuen.

Fruchtsalate und Frühstückcremes könne auf Wunsch mit weiteren basischen Powerzutaten angereichert werden, zum beispiel Kokosmehl, Erdmandelmehl, Erdmandelchips oder auch Spirulinapulver. Als Topping eignet sich immer auch ein Esslöffel Mandelmus. Auch Chiasamen sind gute Basenbilder und liefern zudem noch eine Menge Omega-3-Fettsäuren:

Chia-Mandel-Shake

Zutaten

2 EL Chiasamen
3 EL Mandelmus
etwas Mandelmilch
Saft von einer Orange
Saft von einer halben Zitrone
1 kleine reife Banane

Zubereitung
Alle Zutaten in den Mixer geben und gut miteinander vermischen, bis ein sämiger Shake entsteht. Chiasamen quellen stark auf und sättigen daher sehr.

Weiterhin gibt es Zeitgenossen, die morgens das wichtigste Mahl des Tages einnehmen und sehr hungrig sind. Es spricht nichts dagegen, dass ein basisches Frühstück auch einmal deftig sein kann. Wer in der Nacht arbeitet oder tagsüber viel körperliche Kraft benötigt, wird ein herzhaftes Mahl auch am Morgen zu schätzen wissen.

Gedämpftes Morgengemüse

Zutaten
200 Gramm Gemüse nach Wahl (Blumenkohl, Brokkoli, Kohlrabi, Karotten, Zucchini)
8 ganze Mandeln
1 EL Mandelbutter, selbstgemacht

Kräutersalz nach Belieben

Zubereitung
Gemüse waschen, putzen und in mundgerechte Happen schneiden. Mit wenig Wasser im Topf bissfest dämpfen. Mit Kräutersalz abschmecken, auf einen Teller geben, den Esslöffel Mandelbutter darüber geben und mit den Mandeln zusammen genießen.

Keimlinge mit Delifrutcreme
Zutaten
50 Gramm Keimlinge (Sonnenblumenkerne, Dinkel, Kamut)
1 reife Banane
1 Orange
ein Schälchen Heidelbeeren oder Brombeeren
2 EL Mandelmus
sechs Datteln ohne Stein
1 EL Kokosöl
eine Messerspitze Delifrut (Gewürz aus dem Reformhaus)
ein Viertelliter Mandelmilch

Zubereitung

Das Obst schälen und in mundgerechte Stücke schneiden und mit den Keimlingen vermischen. Alle übrigen Zutaten in den Standmixer geben und so lange pürieren, bis eine cremige Masse entstanden ist. Diese Sauce im Anschluss über das Obst geben und servieren.

Basischer Frühstücksbrei

Zutaten
1 Birne
1 Karotte
1 Banane
1 EL Mandelmus
etwas Stevia oder Agavendicksaft
eine Handvoll Trockenfrüchte nach Wahl

Die Trockenfrüchte am Vorabend in Wasser einweichen. Am Morgen das Wasser abgießen und zusammen mit dem geschälten

Obst und Gemüse in den Mixer geben und zu einem Brei pürieren.

Für alle, die auf ihr Brot zum Frühstück nicht verzichten wollen, gibt es eine gute Nachricht. Denn auch Brot kann man in einer basischen Variante backen und es schmeckt sogar ziemlich gut.

Basisches Dinkel-Kürbisbrot

Zutaten

500 Gramm Dinkelmehl
100 Gramm Leinsamen
100 Gramm Kürbiskerne
eine Prise Salz
1 TL Brotgewürz
1 Päckchen Weinsteinbackpulver
ein halber Liter lauwarmes Wasser

Zubereitung

Zunächst das Mehl mit dem Weinsteinbackpulver in einer Schüssel gut vermischen, dann die übrigen Zutaten hinzugeben und am Schluss mit dem Wasser zu einem Teig verkneten. Den Teig in eine mit Backpapier ausgelegt Kastenform füllen und bei 200 Grad Ober-/Unterhitze etwa eine Stunde backen. Daraus lassen sich auch Sonntagsbrötchen formen.

Beim Brot darf ein entsprechender Aufstrich nicht fehlen.

Schneller basischer Avocadoaufstrich

Zutaten

1 reife Avocado
1 EL frisch gepresster Zitronensaft
3 EL frische Kräuter nach Wahl
2 EL Hafersahne

Zubereitung
Zunächst die Avocado halbieren, den Kern herausnehmen und das

Fruchtfleisch mit einer Gabel entfernen und damit anschließend zerdrücken. Die Kräuter fein hacken und mit den übrigen Zutaten unter die zerdrückte Avocado mischen. Auf basischem Brot genießen und bei Bedarf mit Gurkenscheiben und Paprikastreifen garnieren.

Süßkartoffel-Aufstrich

Zutaten

300 Gramm Süßkartoffeln
2 EL Kokosöl
2 EL Mandelmus
Petersilie
Salz und Pfeffer nach Belieben

Zubereitung
Die Süßkartoffeln schälen, in kleine Würfel schneiden und in einem Topf mit Salzwasser rund 15 Minuten kochen. Abgießen und mit dem Kartoffelstampfer zerdrücken. Die übrigen Zutaten untermischen und alles gut miteinander vermengen. Mit Salz und Pfeffer abschmecken.

15. Basische Suppen – kräftigend und sättigend

Suppen gehen eigentlich immer und das nicht nur zur kalten Jahreszeit. Sie sind sowohl ein hervorragendes basisches Mittagessen als auch ein schnelles leichtes Abendessen. Ideal ist es, etwas mehr zu kochen und sich die übrigen Portionen einzufrieren oder in einem Schüsselchen zur Arbeit mitzunehmen und dort zu erwärmen. Die Suppen in den einzelnen Rezepten sind schnell gemacht und kommen mit wenig Zutaten aus. Sie sind ideal für Berufstätige, aber auch zur Resteverwertung.

Basische Kartoffelsuppe mit Mandelmus

Zutaten (ergibt zwei Portionen)
500g Kartoffel, roh oder gekocht
2 große Karotten
1 Zwiebel
1 Knoblauchzehe
1 Liter Gemüsebrühe
1 EL Kokosöl
2 EL Mandelmus
1 TL Majoran, ´getrocknet
1 TL Thymian, getrocknet
Salz und Pfeffer
1–2 EL Mandelblättchen

Zubereitung

Die Kartoffel und Möhren schälen, in Würfel schneiden. Es können rohe oder gekochte Kartoffeln verwendet werden, es ändert sich lediglich die Garzeit. Die Schalotte und die Knoblauchzehe fein hacken, in dem Kokosöl glasig andünsten. Das Gemüse hinzugeben, mit den Gewürzen bestreuen und der Gemüsebrühe ablöschen. Aufkochen lassen. Wurden rohe Kartoffeln verwendet, alles etwa 20 bis 25 Minuten köcheln lassen. In der Zwischenzeit die Mandelblättchen in einer Pfanne ohne Fett anrösten, beiseite stellen. Zum Ende der Kochzeit das Mandelmus in die Suppe geben und alles mit dem Stabmixer schön fein pürieren. Die Suppe in

Teller oder Tassen füllen, mit den Mandelblättchen bestreuen und servieren.

Kohlrabicremesuppe (ergibt zwei Portionen)

Zutaten
2 Kohlrabiknollen
2 große Kartoffeln
750 ml Gemüsebrühe
150 ml Hafersahne oder Sojasahne
20 Gramm Mandelbutter
Pfeffer und Salz
Muskatnuss
etwas frische Petersilie zum Garnieren

Zubereitung

Den Kohlrabi und die Kartoffeln schälen und in kleine Würfel schneiden. Das Kohlrabigrün nicht wegwerfen, sondern waschen und in feine Streifen schneiden. In selbstgemachter Mandelbutter (ein Schälchen Mandelöl salzen und für eine Stunde ins Gefrierfach geben) etwa drei Minuten lang andünsten. Mit der Gemüsebrühe ablöschen und alles etwa für 25 Minuten köcheln lassen. Wenn Kohlrabi und Kartoffeln gar sind, wird der Topf vom Herd genommen, der Sahneersatz hinzugegeben und mit den Gewürzen abgeschmeckt. Am Schluss mit Petersilie garnieren und servieren.

Basische Minestrone (für zwei Portionen)

Zutaten
ein halber Blumenkohl
ein halber Kopf Brokkoli
1 kleine Zucchini
eine halbe Knolle Sellerie
2 Kartoffeln
2 Karotten
1 kleine Stange Lauch
1 kleine Zwiebel
1 Knoblauchzehe
1 EL Olivenöl

1 Liter Gemüsebrühe
Thymian
Salz und Pfeffer

Zubereitung

Das Gemüse putzen, die Karotten und Kartoffeln in kleine Würfel schneiden, Brokkoli und Blumenkohl in Röschen teilen, den Lauch in dünne Scheiben schneiden. Die Zwiebel und den Knoblauch fein hacken, in dem Olivenöl andünsten, das übrige Gemüse hinzugeben, unter Wenden etwas drei Minuten anbraten. Mit der Gemüsebrühe ablöschen, etwa 15 bis 20 Minuten alles bei geschlossenem Deckel garen lassen, das Gemüse sollte noch bissfest sein. Den Herd ausschalten und die Minestrone noch etwa 10 Minuten ziehen lassen, dann servieren.

Schnelle basische Paprikasuppe (für zwei Portionen)

Zutaten
3 rote oder gelbe Paprikaschoten
1 Liter Gemüsebrühe
100 Gramm Hafer- oder Sojasahne
1 große, gekochte Kartoffel
Salz und Pfeffer
Sprossen oder Kresse nach Wahl

Zubereitung

Die Paprika in feine Würfel oder Streifen schneiden, währenddessen die Gemüsebrühe auf dem Herd aufkochen lassen. Nun die gekochte Kartoffel schälen und zerdrücken. Die Paprika in der Brühe für etwa zehn Minuten garen. Anschließend mit dem Stabmixer sämig pürieren, die Hafersahne und die zerdrückte Kartoffel zum Andicken hinzugeben. Noch einmal aufkochen lassen und warten bis die Suppe angedickt ist. In Teller füllen, nach Belieben einen Klecks Sahne darauf geben und mit Sprossen oder Kresse vor dem Servieren verzieren.

Schnelle Möhrensuppe (für zwei Personen)

Zutaten

500 Gramm Möhren
1 Zwiebel
1 EL Kokosöl oder Mandelbutter
1 kleines Stück frischen Ingwer
Saft von einer frisch gepressten Orange
Kurkuma
Salz und Pfeffer nach Belieben
Gemüsebrühe zum Aufgießen
Zubereitung

Die Möhren putzen und in schmale Scheiben schneiden, die Zwiebel schälen und fein würfeln. Den Ingwer ebenfalls schälen und in kleine Stückchen schneiden. Ingwer und Zwiebeln in dem Pfanne mit dem Öl andünsten, anschließend die Möhren dazugeben und alles anschwitzen. Mit der Gemüsebrühe ablöschen und alles sanft etwa 20 Minuten köcheln lassen. Danach alles mit dem Stabmixer glatt pürieren, den Orangensaft hinzugeben und die Suppe noch einmal für zwei bis drei Minuten simmern lassen. Anschließend mit Pfeffer, Salz und Kurkuma abschmecken und servieren.

Blumenkohlsuppe (für zwei Portionen)

Zutaten

ein kleiner Blumenkohl
ein Liter Gemüsebrühe
4 EL Mandelmus
1 Zwiebel
2 EL Mandelbutter
Salz und Pfeffer
Muskatnuss

Zubereitung
Den Blumenkohl putzen und in Röschen zerteilen, die Zwiebel schälen und fein hacken. In einem Topf die Mandelbutter heiß werden lassen, die Zwiebel glasig dünsten. Für etwa zwei Minuten den Blumenkohl unter Rühren hinzugeben, danach alles mit

Gemüsebrühe ablöschen. Wenn der Blumenkohl nach etwa 15 bis 20 Minuten weich ist, kann die Suppe mit dem Pürierstab sämig püriert und mit Salz, Pfeffer und Muskatnuss abgeschmeckt werden.

Tomatensuppe (für drei Portionen)

Zutaten
500 Gramm Tomaten
1 Karotte
1 Stange Lauch
1 Zwiebel
1 EL Olivenöl
1 gekochte Kartoffel vom Vortag
1 Bund Basilikum
Salz und Pfeffer
Gemüsebrühe

Zubereitung

Die Tomaten waschen und den Strunk entfernen. In eine Schüssel geben und mit kochendem Wasser überbrühen. Die Tomaten sollten relativ schnell anfangen sich zu häuten, nach einer kurzen Wartezeit kann der Rest der Schale mit dem Messer abgezogen werden. Die gehäuteten Tomaten in kleine Stücke schneiden. Die Zwiebel schälen und würfeln, die gekochte Kartoffel zerdrücken und zur Seite stellen. Nun die Möhre putzen und in kleine Stücke schneiden, den Lauch in feine Ringe. Jetzt die Zwiebel in dem Olivenöl erhitzen, alles Gemüse bis auf die Tomaten hinzugeben und andünsten. Anschließend die Tomaten dazugeben und alles etwa eine halbe Stunde simmern lassen. In der Zwischenzeit das Basilikum waschen, trocken tupfen und in feine Streifen schneiden. Die Suppe mit dem Stabmixer sämig pürieren, die zerdrückte Kartoffel und etwas Gemüsebrühe hinzugeben und noch einmal aufkochen lassen. Anschließend mit Salz und Pfeffer abschmecken, das geschnittene Basilikum in die Suppe geben und servieren.

16. Echte Powerpakete - Basische Salate

Rohkost wird idealerweise nur bis 14 Uhr gegessen, doch bis dahin heißt es in bunten Salaten aller Art schwelgen. Basische Salate eignen sich, am Abend vorher zubereitet, hervorragend als Mittagessen im Büro.

Basische Salatdressings

Italienisches Dressing

Zutaten
3 EL frisch gepresster Zitronensaft
2 EL frisch gepresster Apfelsaft
2 EL Wasser
1 Teelöffel Zwiebeln
Oregano, Basilikum, Thymian und Rosmarin nach Belieben
Pfeffer und Salz

Zubereitung
Die Zwiebel schälen und hacken. Die frischen Kräuter hacken und den Saft auspressen. Alle Zutaten gut miteinander vermischen und mit Salz und Pfeffer abschmecken.

Basisches Caesarsalatdressing
Zutaten (reicht für vier Salatköpfe, Dressing hält sich gut im Kühlschrank)
500g Tofu
6 TL Sonnenblumenkerne
-4 EL Zitronensaft, frisch gepresst
2 EL kaltgepresstes Olivenöl
250 ml Wasser
Salz und Pfeffer nach Belieben
Zubereitung
Alle Zutaten im Mixer zu einer glatten Masse verrühren, dann zu der dicken Creme Wasser geben, bis die gewünschte Konsistenz der Salatsoße erreicht ist. Abhängig von der verwendeten Tofusorte kann es mehr oder weniger Wasser werden.

Basisches Sahnedressig
Zutaten
5 EL Hafersahne
2 EL Olivenöl
2 EL Zitronensaft, frisch gepresst
frische Kräuter nach Belieben, zum Beispiel Petersilie, Minze, Schnittlauch
Salz und Pfeffer
Zubereitung
Den Zitronensaft auspressen, die Kräuter fein hacken, alle Zutaten miteinander vermischen und mit Salz und Pfeffer abschmecken.

Basischer Apfel- Kohlrabisalat
1 Stück Kohlrabi
1 säuerlicher Apfel
2 gekochte Kartoffeln vom Vortag
Saft von einer halben Zitrone
Zubereitung
Die Zitrone auspressen, den Kohlrabi und den Apfel schälen und mit einer Küchenreibe grob raspeln, den Apfel sofort mit Zitronensaft beträufeln. Die Kartoffeln schälen und in kleine Würfel schneiden. Alles in einer Salatschüssel vermengen und mit dem basischen Sahnedressing servieren.

Schneller Champignonsalat für die Mittagspause
Zutaten
1 Schale Champignons, ca. 500 Gramm
3 EL Olivenöl
2 EL Zitronensaft, frisch gepresst
Schnittlauch
Salz und Pfeffer
Zubereitung
Die Champignons putzen und in sehr dünne Scheiben schneiden. Das Olivenöl mit dem Zitronensaft sowie Salz und Pfeffer zu einem Dressing verrühren. Über die Champignons träufeln und mit gehacktem Schnittlauch bestreuen.

Basischer Karottensalat
Zutaten
250 Gramm Karotten

1 Zitrone
1 Stück Ingwer, 1-2 cm lang
50 ml Hafersahne
Salz und Pfeffer

Zubereitung
Karotten und Ingwer schälen. Beide Zutaten in der Küchenmaschine fein raspeln. Die Zitrone auspressen. Den Zitronensaft mit der Hafersahne vermischen und mit Salz und Pfeffer abschmecken. Über den Salat geben und vermengen.

Apfel-Rote Bete-Salat
Zutaten
1 Stück Rote Bete roh
1 Apfel
1 EL Hafersahne
1 EL Öl
2 EL Zitronensaft, frisch gepresst
Meerrettich, frisch
Salz und Pfeffer nach Belieben
Zubereitung
Die Rote Bete schälen und sehr fein würfeln, am besten hierbei Gummihandschuhe tragen. Den Apfel schälen und ebenfalls in kleine Würfel schneiden. Die Zitrone auspressen,mit Pfeffer, Salz und dem Öl vermischen, die Hafersahne hinzufügen und mit dem Schneebesen glatt verrühren. Über die Rote Bete und den Apfel geben und gut vermischen. Nach Geschmack frischen Meerrettich darüber reiben.

Radieschen-Rucola-Salat

Zutaten
1 Bund Radieschen
1 Bund Rucola
1 rote Zwiebel
1 EL Sonnenblumenkerne
1 Zitrone
2 EL Öl nach Wahl
Pfeffer und Salz

Zubereitung
Die Zitrone auspressen und mit dem Öl sowie Salz und Pfeffer vermischen und mit dem Schneebesen zu einem Dressing verrühren. Besonders gut mit dem Rucola harmoniert Walnussöl. Den Rucola waschen, verlesen und grobe Stiele aussortieren. Wenn nötig, den Rucola auf mundgerechte Länge schneiden. Die Zwiebel schälen und in feine Würfel schneiden, alles zusammen mit den Sonnenblumenkernen in eine Schüssel geben. Mit dem Dressing vermischen und servieren.

17. Gemüsegerichte – die Basis der basischen Ernährung

Ob mittags oder abends-Gemüse schmeckt immer. In der basischen Ernährung sollten Gemüsegerichte stets die Hauptrolle spielen.

Ingwermöhren

Zutaten

500 Gramm Möhren
1 Stück frischer Ingwer, etwa 2 cm
1 EL Öl
100 ml Hafersahne
1 TL Gemüsebrühe
frischer Koriander
Salz und Pfeffer

Zubereitung

Die Möhren putzen und in feine Scheiben schneiden, den Ingwer schälen und reiben. Die Zwiebeln würfeln. Das Öl in einer Pfanne erhitzen, die Zwiebeln darin glasig dünsten, den Ingwer dazugeben und schließlich die Möhren. Die Gemüsebrühe mit der Hafersahne vermengen und über das Gemüse geben. Die Möhren bissfest garen, mit Salz und Pfeffer abschmecken und vor dem Servieren mit frischem Koriander bestreuen.

Brokkoli-Paprika-Pfanne

Zutaten

400 Gramm Brokkoli
3 rote Spitzpaprika
400 ml Gemüsebrühe
2 Tomaten
1 Zwiebel
1 Knoblauchzehe
1 EL Öl
Italienische Kräuter
Salz und Pfeffer

Zubereitung

Den Brokkoli putzen und in Röschen teilen, der Strunk darf mit verwendet werden und kann klein gewürfelt werden. Dann in Salzwasser bissfest garen. Die Zwiebeln und den Knoblauch schälen und fein hacken. Die Paprika entkernen und in kleine Würfel schneiden, die Tomaten ebenfalls fein würfeln. In einer Pfanne mit Öl die Zwiebeln und den Knoblauch glasig dünsten. Nun die Paprikawürfel hinzugeben, dann die Tomaten und mit der Gemüsebrühe ablöschen. Mit Salz und Pfeffer sowie den Kräutern abschmecken, den Brokkoli hinzugeben und noch etwas köcheln lassen.

Sahniger Sellerie

Zutaten

1 Knollensellerie mit Grün
1 EL Walnussöl
100 ml Hafersahne
2 EL Suppengrün
Salz und Pfeffer nach Belieben

Zubereitung

Den Sellerie putzen und in kleine Würfel schneiden, Das Grün aufheben, waschen, die Blätter abzupfen und die Stängel sehr fein schneiden. Das Öl in eine heiße Pfanne geben, die Selleriestücke hinzugeben und einige Minuten unter kontinuierlichem Wenden anbraten. Die kleingeschnittenen Stängel dazugeben. Die Hafersahne mit dem Suppengrün verrühren und unterheben. Nun die Hitze reduzieren und alles schön gar ziehen lassen, mit Salz und Pfeffer abschmecken.

Süßkartoffeltopf

Zutaten

450 gr Süßkartoffeln
1 Zwiebel
1 Knoblauchzehe
1 Stück Ingwer, frisch, etwa 1 cm lang
200 gr rote Linsen
2 EL Öl
650 ml Gemüsebrühe
Salz und Pfeffer

1 EL Mandelmus
Zitronensaft, frisch gepresst
Currypulver
Zubereitung
Zwiebel, Knoblauch, Ingwer und Süßkartoffel schälen und in kleine Stücke schneiden. Das Öl in einem Topf heiß werden lassen und Zwiebeln, Knoblauch und Ingwer glasig dünsten. Die Linsen und die Süßkartoffeln hinzugeben, mit der Brühe ablöschen und kurz aufkochen lassen, Den Herd zurückdrehen und das Gemüse etwa eine Viertelstunde köcheln lassen. Mit Pfeffer, Salz, Mandelmus und Currypulver abschmecken und servieren.

Raffinierte Süßkartoffeln

Zutaten
3 Süßkartoffeln
1 Dose Kichererbsen aus der Dose
1 TL Olivenöl
eine Handvoll Sprossen nach Wahl
ein kleines Beet Kresse
Salz und Pfeffer

Zubereitung
Den Ofen auf 180 Grad vorheizen. Die Süßkartoffeln längs halbieren, mit Olivenöl einreiben und Salz und Pfeffer bestreuen und im Ofen für circa 30 Minuten backen. Die Kichererbsen abgießen, über einem Sieb abtropfen lassen, über die Süßkartoffeln geben und mit den Sprossen und der Kresse bestreuen.

Basisches Chili

Zutaten
300g Möhren
1 Zwiebel
2 Knoblauchzehen
300g rote Bohnen
2 Paprikaschoten
1 kleine Dose Mais
2 Stangen Staudensellerie

2 EL Öl
400g Tomaten
200 ml Gemüsebrühe
1 TL Thymian
1 TL Oregano
Chilipulver

Zubereitung
Möhren, Zwiebeln und Knoblauch schälen, die Möhren anschließend in kleine Stücke schneiden und die Zwiebeln und den Knoblauch fein hacken. Die Paprikaschoten waschen und würfeln, den Sellerie waschen und in feine Scheiben schneiden, die Tomaten stückeln. Mais und Bohnen in einem Sieb abtropfen lassen. In einem Topf das Öl erhitzen und Zwiebel und Knoblauch glasig dünsten, anschließend Möhren, Paprika und Sellerie hinzugeben, etwa drei Minuten andünsten. Dann die Tomaten hinzugeben, alles gut vermischen und mit der Gemüsebrühe ablöschen. Mit Salz, Pfeffer und den übrigen Gewürzen abschmecken und etwa 20 Minuten köcheln lassen. Dann Mais und Bohnen untermischen und etwa 5 Minuten weiter kochen lassen. Am Ende abschmecken und gegebenenfalls nachwürzen.

Schnelle Lauchstangen
Zutaten
500 g Lauch
250 ml Gemüsebrühe
50 ml Hafersahne
Muskat, Piment und Salz
Zubereitung
Den Lauch längs aufschneiden, gut waschen, putzen und in Stücke schneiden. Die Gemüsebrühe aufkochen lassen, den Lauch hineingeben und andünsten. Mit Muskat, Salz und Piment abschmecken, die Hafersahne über das Gemüse geben, die Hitze reduzieren und die Mischung etwas einkochen lassen.
Amarant-Tortilla
Zutaten
Gemüse nach Wahl (zum Beispiel Lauchringe, Paprikastreifen, Zucchini, Zwiebelringe, Sprossen, Tomaten)
2 EL gemahlenen Amarant
3 EL Hafersahne

2 EL Mandelmilch
3 EL Wasser
2 EL Öl zum Ausbacken
Pfeffer, Salz
Curry
Zubereitung
Das Gemüse waschen, putzen und in mundgerechte Stücke schneiden. Aus den restlichen Zutaten einen Teig anrühren. Das Öl in der Pfanne erhitzen und den Teig hineingeben. Die Pfanne mit einem Deckel abdecken und die Tortilla etwa 5 Minuten backen. Mit dem Gemüse nach Wahl füllen.

Rote Bete mit Rosmarin
Zutaten
2 rote Beete
1 Lauchstange
2 EL Öl
1 EL Rosmarin, frisch
Kräutersalz, Pfeffer
Gomasio
frische Kräuter nach Belieben, zum Beispiel Petersilie
Zubereitung
Die Rote Bete am besten mit Handschuhen anfassen, schälen, waschen und in sehr feine Streifen hobeln. Das Öl in einer Pfanne heiß werden lassen und die Rote Bete zusammen mit den Rosmarinnadeln andünsten. Etwa eine halbe Tasse Wasser hinzugeben und 15 Minuten weiter dünsten. In der Zwischenzeit den Lauch putzen und in feine Scheiben schneiden, zur Roten Bete geben und zusammen etwa für 5 Minuten weiter dünsten, mit Pfeffer und Salz abschmecken. Mit Gomasio und Kräutern bestreut zu Pellkartoffeln servieren.
Basisches Ratatouille
Zutaten
4 Tomaten
1 Zucchini
1 Aubergine
1 Paprika
1 Zwiebel
1 Knoblauchzehe
3 EL Olivenöl

Salz und Pfeffer
3 EL Kräuter der Provence
125 ml Wasser
Zubereitung
Die Tomaten mit heißem Wasser überbrühen und häuten. Anschließend in kleine Stücke schneiden. Das andere Gemüse in mundgerechte Stücke schneiden. Die Zwiebel und den Knoblauch schälen und in feine Würfel schneiden. Das Olivenöl in einer Pfanne erhitzen, Zwiebel und Knoblauch anbraten, das restliche Gemüse außer den Tomaten dazugeben und unter Rühren etwa 10 Minuten braten. Danach die Tomaten und das Wasser dazugeben und alles gut vermengen. Mit den Kräutern der Provence sowie Salz und Pfeffer abschmecken und servieren.

Rosenkohl mit getrockneten Aprikosen

Zutaten
500 g Rosenkohl
4 Möhren
2 Knoblauchzehen
Ein Stück frischer Ingwer, etwa 2 cm
2 EL Öl
Saft einer halben Orange
100 ml Gemüsebrühe
Salz und Pfeffer
Kreuzkümmel Pfeffer
60 g getrocknete Aprikosen
2 EL Kürbiskerne

Zubereitung
Den Rosenkohl putzen, gut waschen und den Stiel kreuzweise einritzen. Die Möhren schälen und in feine Scheiben schneiden. Ingwer und den Knoblauch schälen und fein hacken. In einer Pfanne mit dem Öl kurz anschwitzen, den Rosenkohl dazugeben und mitbraten. Mit Salz, Pfeffer und dem Kreuzkümmel würzen und mit der Brühe und dem Orangensaft ablöschen. Etwa zehn Minuten abgedeckt dünsten. Die getrockneten Aprikosen in feine Streifen schneiden und unter den Rosenkohl mischen. Fünf Minuten weiter garen, in dieser Zeit die Kürbiskerne in einer Pfanne ohne Fett anrösten. Den Rosenkohl auf einen Teller geben,

mit den Kürbiskernen bestreuen und servieren.

Warmer Basensalat

Zutaten
2 Paprikaschoten
2 Möhren
1 Zucchini
1 Knolle Rote Bete
3 mittelgroße Kartoffeln
2 TL Öl
3 El Orangensaft, frisch gepresst
3 EL Gemüsebrühe
Salz und Pfeffer
Petersilie

Zubereitung
Das Gemüse waschen, putzen und in mundgerechte Stücke oder Streifen schneiden. Die Rote Bete am besten mit Handschuhen schneiden, da der Saft stark abfärbt. Alle Zutaten nun in einen Gefrierbeutel geben, das Olivenöl, Salz und Pfeffer hineingeben und alles gut durchschütteln. Auf ein mit Backpapier ausgelegtes Blech geben und das Gemüse bei etwa 250 Grad knapp 20 Minuten rösten, zwischendurch einmal wenden. In der Zwischenzeit Orangensaft, Gemüsebrühe, Salz, Pfeffer und etwa 1 bis 2 Esslöffel gehackte Petersilie miteinander vermischen und über das warme Ofengemüse kurz vor dem Servieren geben.

Pellkartoffeln mit Avocadodip
Zutaten
Pellkartoffeln nach Belieben
2 reife Avocados
1 EL Zitronensaft, frisch gepresst
eine halbe grüne Chilischote
1 Tomate
1 Zwiebel
Salz, Pfeffer, Koriander
Schnittlauch
Zubereitung
Die Avocados der Länge nach einschneiden, den Kern entfernen

und das Fruchtfleisch herausholen und mit einer Gabel zerdrücken. Die übrigen Zutaten klein schneiden, aus der Chilischote die Kerne entfernen. Alles in einen Mixer geben und zu einer Paste verrühren. Mit den Gewürzen abschmecken und noch einmal durch mixen. Zu gekochten Pellkartoffeln servieren.

Basischer Kartoffelauflauf
Zutaten
6 festkochende Kartoffeln
1 Zwiebel
300 ml Hafersahne oder Mandelsahne
6 EL Mandelmehl
100 ml Gemüsebrühe
4 EL Mandelbutter
Paprikapulver
Salz und Pfeffer
Muskatnuss
Petersilie
Zubereitung
Das Mehl mit Salz und Pfeffer vermischen, die Kartoffeln und die Zwiebeln in dünne Scheiben schneiden. Den Backofen auf 180 Grad Ober-/Unterhitze vorheizen. In eine Auflaufform ein Drittel der Kartoffeln schichten, darüber eine Lage aus einem Drittel der Zwiebeln. Mit einem Drittel der Butter bestreuen, dann mit der entsprechenden Menge Mehl. Die Mehlschicht mit etwas Gemüsebrühe beträufeln. Diese Reihenfolge wiederholen, bis alle Zutaten verbraucht sind und die oberste Schicht mit dem Paprikapulver bestreuen. Die Hafersahne über den Auflauf geben und so lange im Ofen backen, bis die Sahne komplett eingezogen ist und die Kartoffeln weich sind, Das ist etwa nach 70 bis 90 Minuten, abhängig vom Ofen, der Fall. Den Auflauf mit Petersilie bestreut servieren.

18. Lust auf Süßes

Wer sich basenorientiert ernährt, muss nicht auf Süßes verzichten. Es gilt dabei nur, basische Lebensmittel und solche, die gute Säurebilder sind, clever miteinander zu kombinieren.

Mandelkuchen
Zutaten

160 g Mandelmehl
45 g Mandelmus
40 ml Mandelmilch
1 Apfel
3 EL neutrales Öl
eine halbe Packung Weinsteinbackpulver
1 TL Zimt
eine Prise Salz
Vanilleextrakt
Stevia nach Belieben

Zubereitung
Den Backofen auf 180 Grad vorheizen. Alle Zutaten in einer Schüssel miteinander verrühren, bis ein glatter Teig entsteht. Mit Stevia individuell abschmecken und den Teig in eine Kastenform füllen. Etwa 30 min backen.

Basische Marzipankartoffeln

Zutaten

100 gr fein gemahlene Hirse
200 gr gemahlene Mandeln
4 entsteinte Datteln
1 TL Zimt
1 TL Wasser
eine Messerspitze Bio-Vanillearoma
Kakaopulver

Zubereitung
In einem Mixer alle Zutaten bis auf das Kakaopulver geben und zu

einer glatten Masse mischen lassen. Anschließend Kugeln formen, in Kakaopulver wälzen und im Kühlschrank hart werden lassen.

Basisches Avocadoeis

Zutaten

2 sehr reife Avocados
1 EL frisch gepresster Zitronensaft
2 EL frisch gepresster Apfelsaft
4 entsteinte Datteln
200 ml Kokosmilch
50 ml Mandelmilch
etwas Salz

Die Avocado in der Mitte einschneiden, den Kern herausnehmen und das Fruchtfleisch mit einem Löffel herauskratzen. Die Zitrone auspressen, den Apfelsaft herstellen und mit allen übrigen Zutaten in den Mixer geben. Eine Prise Salz dazu geben und die Mischung so lange durchmischen, bis eine Creme entstanden ist. Diese Masse dann in eine Eismaschine oder in die Gefriertruhe geben. In der Gefriertruhe noch einmal nach etwa einer Stunde umrühren.

Basische Obstsnacks mit Dattelpüree

Zutaten
250 Gramm Obst nach Wahl
1 Zwetschge
5 Datteln
1 Apfel
Zimt
Orangensaft aus einer Orange, frisch gepresst

Zubereitung
Der Fruchtmix wird püriert und auf die Dörrfolie eines Dörrgerätes aufgetragen. Natürlich ist es auch möglich, eine einzelne Obstsorte zu verwenden. Wenn das Püree getrocknet ist und eine lederartige Substanz aufweist, wird der Apfel geschält und fein gerieben und zusammen mit den Datteln, dem frisch gepressten Orangensaft und einer Prise Zimt zu Mus verarbeitet.

Das Mus wird nun auf die Platte aus dem gedörrten Fruchtmix aufgetragen, gerollt und klein geschnitten. Diese Röllchen sind ein süßer Snack zwischendurch, aber auch ein hervorragendes Dessert.

25161509R00047

Printed in Poland
by Amazon Fulfillment
Poland Sp. z o.o., Wrocław